ACCESO GRATIS *a la Lectura en la Nube*

Para visualizar el libro electrónico en la nube de lectura envíe junto a su nombre y apellidos una fotografía del código de barras situado en la contraportada del libro y otra del ticket de compra a la dirección:

ebooktirant@tirant.com

En un máximo de 72 horas laborales le enviaremos el código de acceso con sus instrucciones.

La visualización del libro en **NUBE DE LECTURA** excluye los usos bibliotecarios y públicos que puedan poner el archivo electrónico a disposición de una comunidad de lectores. Se permite tan solo un uso individual y privado

Casos clínicos raros e interesantes en cirugía general

Un enfoque colaborativo desde el Hospital Hermanos Ameijeiras y la Universidad Autónoma de Guerrero (UAGro)

Procedimiento de selección de originales, ver página web:

www.tirant.net/index.php/editorial/procedimiento-de-seleccion-de-originales

Josué Vázquez Arizmendi
Profesor investigador de la Universidad Autónoma de Guerrero (UAGro)
(Coordinador)

Casos clínicos raros e interesantes en cirugía general

Un enfoque colaborativo desde el Hospital Hermanos Ameijeiras y la Universidad Autónoma de Guerrero (UAGro)

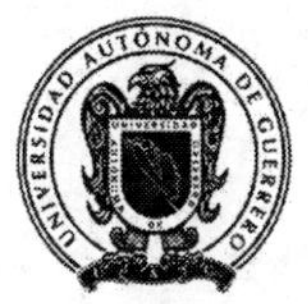

tirant humanidades
Ciudad de México, 2024

En caso de erratas y actualizaciones, la Editorial Tirant lo Blanch publicará la pertinente corrección en la página web www.tirant.com.

Este libro será publicado y distribuido internacionalmente en todos los países donde la Editorial Tirant lo Blanch esté presente.

© EDITA: TIRANT LO BLANCH
DISTRIBUYE: TIRANT LO BLANCH MÉXICO
Av. Tamaulipas 150, Oficina 502
Hipódromo, Cuauhtémoc, 06100, Ciudad de México
Telf: +52 1 55 65502317
infomex@tirant.com
www.tirant.com/mex/
www.tirant.es
ISBN: 978-84-1081-374-8

Si tiene alguna queja o sugerencia, envíenos un mail a: *atencioncliente@tirant.com*. En caso de no ser atendida su sugerencia, por favor, lea en *www.tirant.net/index.php/empresa/politicas-de-empresa* nuestro Procedimiento de quejas.

Responsabilidad Social Corporativa: http://www.tirant.net/Docs/RSCTirant.pdf

Agradecimientos

Queremos expresar nuestro más sincero agradecimiento al Dr. Javier Saldaña Almazán, rector de la Universidad Autónoma de Guerrero. Su apoyo incondicional y su visión humanista han sido fundamentales para la realización de este trabajo.

El Dr. Saldaña es un ferviente defensor de la inclusión social en la educación. Su compromiso con la corriente académica denominada «Universidad con Inclusión Social» refleja su profunda convicción de que la educación debe ser un motor para el bien social y la igualdad. Su liderazgo y su dedicación han inspirado a muchos y han contribuido decisivamente a la creación de un entorno en el que el conocimiento se comparte y se valora.

Gracias, Dr. Saldaña, por su incansable labor, y por recordarnos que el camino hacia un mundo más justo comienza con la educación y la solidaridad. Su ejemplo nos motiva a seguir trabajando en pro de la excelencia académica y el bienestar de nuestra comunidad.

Listado de autores

Ángel Amet Mendoza Sánchez
Celia Madarro Capó
Daniela Margarita Ariza Acuña
Iván Alexander Araque
Iván Ulises Palacios Morejón
Javier Pérez Palenzuela
José María Díaz Calderín
Josué Vázquez Arizmendi
Kymani Pérez García
Llipsy Fernández Santiesteban
María Patricia Vera Zambrano
Milton Manuel Sánchez García
Orlando Vega Olivera
Orlando Zamora Santana
Pedro Luis Vilorio Haza
Raquel López Peregrino
Sayra Gessel Corea Menocal

Índice

Introducción

En el fascinante y complejo mundo de la cirugía general y oncológica, existen casos clínicos que desafían nuestras percepciones y capacidades diagnósticas. Este libro es una recopilación de relatos sobre enfermedades raras y poco frecuentes en el ámbito quirúrgico cuyo diagnóstico y tratamiento es a menudo incierto. Los autores de los diversos capítulos muestran que, a través del análisis riguroso y el pensamiento crítico de los profesionales de la salud, así como del trabajo colaborativo y la puesta en común de la información científica disponible, resulta posible realizar intervenciones médicas y quirúrgicas efectivas.

Este volumen es el primero de una serie de obras que se desarrollarán en el Hospital Hermanos Ameijeiras de La Habana, Cuba, y ha contado con la valiosa participación de médicos locales y residentes de diversas partes del mundo, principalmente de América Latina y el Caribe. La Universidad Autónoma de Guerrero (UAGro), en colaboración con la Universidad de La Habana, gestiona la publicación de esta obra a través de su editorial, iniciativa que evidencia el compromiso de ambas instituciones con la formación y el intercambio de conocimiento.

Los principales objetivos del libro son compartir la experiencia acumulada en estas entidades médicas, documentar casos clínicos que pueden contribuir a enriquecer el conocimiento científico y buscar la protocolización de terapias específicas. Además, la obra pretende fomentar la investigación en el área quirúrgica, habitualmente desatendida, y fortalecer los lazos interculturales entre los países participantes a través del intercambio científico.

La obra está compuesta por nueve capítulos en los que sus respectivos autores exponen casos clínicos poco frecuentes. Cada capítulo incluye un resumen en español e inglés, una introducción, la presentación del caso, la discusión pertinente, un apartado sobre los conflictos de interés y la financiación, y un elenco bibliográfico. Las afecciones analizadas son, entre otras, la adrenalectomía bilateral por hiperplasia suprarrenal macronodular, la metaplasia osificante heterotópica y la oclusión intestinal mecánica por banda de Ladd.

El presente trabajo constituye un hito para el Hospital Hermanos Ameijeiras, un centro de referencia que cuenta con una rica historia y un gran prestigio a nivel mundial, y también es el primer esfuerzo en su tipo en el ámbito quirúrgico de la UAGro. Esperamos que esta obra no solo informe, sino que también inspire a los futuros profesionales de la medicina para que continúen explorando los retos y las oportunidades que presenta la cirugía en casos clínicos raros.

Prólogo

En su desarrollo, el ser humano primero aprende a hablar y luego inicia un proceso prácticamente paralelo, la lectoescritura. En la vida hablamos mucho, leemos menos y escribimos mucho menos.

Por ello, me parece interesante el esfuerzo que han realizado por los autores de este volumen para ofrecer a sus colegas cirujanos algunas «perlas» del conocimiento médico quirúrgico con el fin de que las tengan presentes si bien no como diagnóstico inicial, sí en los diagnósticos diferenciales.

El hecho de compartir ese conocimiento —que muchos no tienen en mente— es una muestra de la solidaridad científica que debe imperar en el gremio médico. Podría incluso afirmarse que la puesta en común del conocimiento médico es un deber ético. Que este caudal de información quede en el anecdotario de un grupo de médicos o en los archivos de los hospitales ayuda poco a la atención rápida y eficaz de los pacientes.

Algunas de las entidades presentadas en este libro son hallazgos imagenológicos o bien quirúrgicos. Muchas veces, la cínica *per se* no nos permite llegar a la identificación de estos padecimientos.

Recuerdo las palabras de mi maestro, el Dr. Homero Heredia, jefe del Servicio Radiología del Hospital Infantil de México Federico Gómez (HIM), así como de la Unidad de Pediatría del Hospital General de México (HGM), en mis tiempos de residente de pediatría en el HGM, a mediados de la década de los 70: «Legorreta, el que en cosas raras piensa, raras veces come».

Digo esto porque una vez le llevamos al HIM un paciente de menos de dos meses de edad que, suponíamos, tenía una hernia diafragmática. Mostrando su gran experiencia, el Dr. Homero Heredia dijo: «Puede ser, pero hay que tomarla una telerradiografía de tórax con un trago de medio contrastado», que en ese tiempo era bario. El resultado fue sorprendente: en la imagen apareció prácticamente todo el colon como un hongo en el tórax. El diagnóstico fue hernia de Morgagni.

En la práctica médica, algunas veces nos casamos con el primer diagnóstico hacia el que se orienta la clínica. Sin embargo, debemos tener en mente otros potenciales diagnósticos, dado que, si no se confirma el diagóstico inicial, habrá que retroceder y comenzar el proceso nuevamente.

Reitero mi felicitación a los que se atrevieron a poner por escrito su experiencia, que seguramente será de utilidad no solo para otros cirujanos, sino también para los estudiantes.

Dr. **José Legorreta Soberanis**

Adrenalectomía bilateral por hiperplasia suprarrenal macronodular ACTH Independiente

Left adrenalectomy for independent ACTH macronodular adrenal hyperplasia

Josué Vázquez Arizmendi
Pedro Luis Vilorio Haza
Llipsy Fernández Santiesteban
Hospital Docente Clínico Quirúrgico Hermanos Ameijeiras, La Habana, Cuba

Resumen: Introducción: La hiperplasia suprarrenal bilateral es una enfermedad poco frecuente. Existen dos tipos: la micronodular y macronodular, y se asocia al síndrome de Cushing endógeno, que es una afección clínica poco común; el tratamiento definitivo siempre es el quirúrgico. Caso clínico: Paciente femenina de 57 años con antecedente de hipertensión arterial de difícil control, que presentó síndrome de Cushing, niveles elevados de cortisol sérico y masas adrenales bilaterales evidenciadas por hallazgos de imagen. Se decidió realizar adrenalectomía izquierda en un primer tiempo y exéresis de la glándula contralateral cinco meses después. Discusión: La hiperplasia adrenal bilateral es una enfermedad infrecuente y rara, con presentación clínica diversa asociada al síndrome de Cushing endógeno. El tratamiento de elección es la cirugía por mínima invasión.

Abstract: Introduction: Bilateral adrenal hyperplasia is a rare disease. There are two types: micronodular and macronodular. It is also associated with endogenous Cushing's syndrome, which is an uncommon clinical condition. The definitive treatment is always surgical. Clinical case: A 57-year-old female patient, with a history of difficult-to-control arterial hypertension, who presented with Cushing's syndrome, high levels of serum cortisol, and bilateral adrenal masses showed by images. It was decided to initially perform left adrenalectomy and excision of the contralateral gland five months later. Discussion: Bilateral adrenal hyperplasia is an infrequent and rare disease with diverse clinical presentation associated with endogenous Cushing's syndrome. The treatment of choice is minimally invasive surgery.

INTRODUCCIÓN

La hiperplasia suprarrenal bilateral es una entidad nosológica infrecuente de la cual existen dos tipos; macronudular y micronodular; ambos suelen causar síndrome de Cushing endógeno (SCE).[1, 2, 3] La variante macronodular, hormona adrenocorticotrópica (ACTH) independiente, cuya etiología aún se desconoce, tiene una baja incidencia presentándose en edad adulta y afecta ambos sexos por igual. La glándula llega alcanzar un peso 100 veces superior al habitual.[3, 4] El SCE se presenta con una incidencia de 0,7 a 2,4 casos por millón de habitantes. La forma de presentación independiente de ACTH representa el 20% de los SCE.[3, 5] La clínica varía desde: sobrepeso, hematomas, estrías violáceas, hipotonía muscular, osteopenia, osteoporosis, fracturas, trastornos psiquiátricos y cognitivos, hipercatabolismo muscular y de otros tejidos por exceso de glucocorticoide que provoca atrofia muscular y perdida proteica.[3] La hipertensión arterial es causada por vasoconstricción y el efecto mineralocorticoide mediado por cortisol.[3] El tratamiento definitivo es quirúrgico, a través de adrenalectomía por mínimo acceso.[3, 4]

PRESENTACIÓN DE CASO

Paciente femenina de 57 años atendida en noviembre del 2022 por hipertensión arterial de difícil control, con antecedente de emergencia hipertensiva que originó insuficiencia cardiaca y edema agudo del pulmón hace un año. En el seguimiento presentó edema en miembros inferiores, astenia, adinamia y debilidad muscular; por estudio de imagen se observaron alteraciones adrenales que motivaron su ingreso para estudio. Clínicamente con facies de luna llena, hematomas en miembros inferiores, acantosis nigricans, giba dorsal, abdomen globoso y godet presente. El tratamiento antihipertensivo fue modificado en múltiples ocasiones, y se logró control con espironolactona; asimismo, se administró medicamento alfa bloqueador (terazocina) por sospecha de hiperproducción de catecolaminas. Se confirmó hipercortisolismo endógeno e inició tratamiento con ketoconazol. Se intervino quirúrgicamente con adrenalectomía unilateral izquierda por mínimo acceso; la intubación se realizó con dificultad debido a que tenía vía de acceso difícil con desaturación a la movilización; se reprogramó la cirugía a los 5 días y la intubación fue guiada con broncoscopio flexible. La cirugía se realizó con éxito y no presentó complicación, la evolución de la paciente fue favorable y egresó a los 5 días de ser operada. Cinco meses después se realiza adrenalectomía derecha mínimamente invasiva; la paciente evolucionó favorablemente y egresó a los 5 días de operada.

ACTH < 0,3 pmol/L	Aldosterona 71,7 pg/mL (VR: 10 -160)	Cortisol pos-inhibición con 3 gramos de dexametasona 658 nmol/L
Na148 mEq/L	Calcio: 2,27 mmol/L	K 4.55 mmol/L

Reporte de anatomía patológica (biopsia por parafina):

Suprarrenal izquierda: reportó hiperplasia cortical suprarrenal con predominio de células claras de la zona fascicular.

Suprarrenal derecha: hiperplasia cortical suprarrenal con predominio de células claras de la zona fascicular.

DISCUSIÓN

El caso clínico presentado y su resolución concuerdan con lo reportado en la literatura, que señala que en un 80% de los casos la principal causa de SC es la secreción excesiva de ACTH por adenoma hipofisiario producto de corticotropina o neoplasia neuroendocrina, pero que un 20% de los casos se debe a la hiperproducción de cortisol causada principalmente por el adenoma suprarrenal la principal causa[5] y que el 10% de los casos de SC se deben a la hiperplasia suprarrenal primaria;[6] esta última es de interés por su infrecuencia y se clasifica según su tamaño en micronodular, <1 cm, y macronodular, >1cm.[5] La hiperplasia suprarrenal macronodular bilateral primaria (PBMAH) representa <2% de los casos de síndrome de Cushing. Otra clasificación es la de Organización Mundial de la Salud (OMS), que divide la enfermedad suprarrenal nodular en tres tipos: 1) esporádica, 2) micronodular bilateral y 3) macronodular bilateral.[6]

La etiología es desconocida, existe asociación con los receptores de membranas estimulados por la polipéptido inhibidor gástrica, serotonina, catecolaminas, vasopresina, hormona luteinizante entre otras.[5, 6, 7] El diagnóstico es clínico en presencia de hipercortisolismo ACTH independiente y los hallazgos de imagen que evidencien crecimiento nodular de ambas glándulas.[5, 6, 7]

La adrenalectomía unilateral se realiza cuando existe producción moderada de hormona; cuando la producción es excesiva, se recomienda un proceder bilateral.[5, 6, 7] En esta última, es obligada la terapia con esteroides de por vida, y el paciente puede sufrir crisis de insuficiencia suprarrenal.[8]

Existen herramientas actuales de diagnóstico para pacientes con adenoma suprarrenal bilateral y SC independiente de ACTH a través de muestra venosa suprarrenal bilateral y dosificación de los niveles de cortisol.[9]

Dado que la hiperplasia suprarrenal bilateral es una enfermedad heterogénea infrecuente de etiología desconocida,[10, 11] con una incidencia baja,[10, 12] la sospecha diagnóstica casi siempre es incidental por estudios de imagen,[10, 12] el cuadro clínico es inespecífico y, en ocasiones, se presenta SC; el pilar de tratamiento siempre es quirúrgico a través de la adrenalectomía unilateral o bilateral; el abordaje por mínimo acceso es el más utilizado.[11]

CONFLICTO DE INTERESES

Los autores declaran que no existen conflictos de interés.

FINANCIACIÓN

No existe financiación externa, salvo la aportada por los recursos hospitalarios en la atención a los pacientes.

FIGURAS

Figura 1. Tomografía abdominal: se observan glándulas suprarrenales con múltiples imágenes nodulares

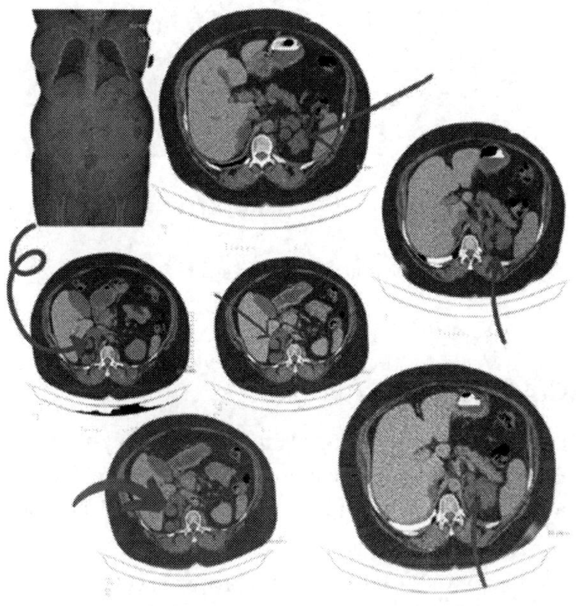

Figura 2. Pieza quirúrgica

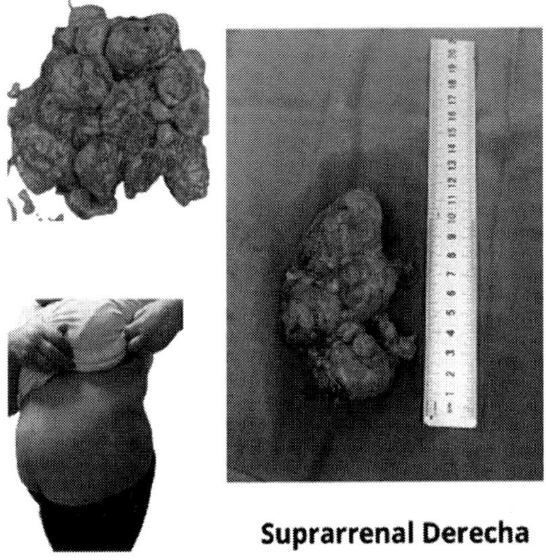

Fuente: archivos del autor

REFERENCIAS BIBLIOGRÁFICAS

1. Stratakis CA, Kirschner LS. Clinical and genetic analysis of primary bilateral adrenal diseases (micro- and macronodular disease) leading to Cushing syndrome. Horm Metab Res. 1998; 30(6-7):456-63. Disponible en: https://doi.org/10.1055/s-2007-978914
2. Reznik Y, Allali-Zerah V, Chayvialle JA, Leroyer R, Leymarie P, Travert G, Lebrethon MC, Budi I, Balliere AM, Mahoudeau J. Food-dependent Cushing's syndrome mediated by aberrant adrenal sensitivity to gastric inhibitory polypeptide. N Engl J Med. 1992; 327(14):981-6. Disponible en: https://doi.org/10.1056/NEJM199210013271403
3. Sharma ST, Nieman LK, Feelders RA. Cushing's syndrome: epidemiology and developments in disease management. Clin Epidemiol. 2015; 7:281-93. Disponible en: https://doi.org/10.2147/CLEP.S44336

4. Estrada García, J. Adrenalectomía unilateral como tratamiento de la hiperplasia suprarrenal macronodular ACTH-independiente. Endocrinología y nutrición: órgano de la SEEN. 2003; 50(4): 119-20. Disponible en: https://doi.org/10.1016/s1575-0922(03)74510-0
5. Chevalier B, Vantyghem MC, Espiard S. Bilateral adrenal hyperplasia: pathogenesis and treatment. Biomedicines. 2021; 9(10):1397. Disponible en: https://www.mdpi.com/2227-9059/9/10/1397
6. Araujo-Castro M, Reincke M. Primary bilateral macronodular adrenal hyperplasia: A series of 32 cases and literature review. Endocrinol Diabetes Nutr. 2023; 70(4):229-39. Disponible en: doi: 10.1016/j.endien.2023.04.005. PMID: 37116968.
7. Lacroix A, Tremblay J, Rousseau G, Bouvier M, Hamet P. Propranolol therapy for ectopic beta-adrenergic receptors in adrenal Cushing's syndrome. N Engl J Med. 1997. 13; 337(20):1429-34. Disponible en: doi: 10.1056/NEJM199711133372004. PMID: 9358140.
8. Lamas C, Alfaro JJ, Lucas T, Lecumberri B, Barceló B, Estrada J. Is unilateral adrenalectomy an alternative treatment for ACTH-independent macronodular adrenal hyperplasia? Long-term follow-up of four cases. Eur J Endocrinol. 2002; 146(2):237-40. Disponible en: https://doi.org/10.1530/eje.0.1460237
9. Tulin R, Tulin A, Tomescu LF, Mihaly E, Avino A, Socea B, Jecan CR, Stiru O, Spataru RI. The importance of adrenal venous sampling in ACTH-independent Cushing syndrome: A case report and literature review. Exp Ther Med. 2021; 22(1):772. Disponible en: https://doi.org/10.3892/etm.2021.10204
10. Bouys L, Chiodini I, Arlt W, Reincke M, Bertherat J. Update on primary bilateral macronodular adrenal hyperplasia (PBMAH). Endocrine. 2021; 71(3):595-603. Disponible en: https://doi.org/10.1007/s12020-021-02645-w
11. Vassiliadi DA, Tsagarakis S. Diagnosis and management of primary bilateral macronodular adrenal hyperplasia. Endocr Relat Cancer. 2019; 26(10):R567-R81. Disponible en: https://erc.bioscientifica.com/view/journals/erc/26/10/ERC-19-0240.xml?body=fullHtml-10151
12. Bertherat J, Bourdeau I, Bouys L, Chasseloup F, Kamenický P, Lacroix A. Clinical, pathophysiologic, genetic, and therapeutic progress in primary bilateral macronodular adrenal hyperplasia. Endocr Rev. 2023 11; 44(4):567-628. Disponible en: https://pubmed.ncbi.nlm.nih.gov/36548967/

Metaplasia osificante heterotópica

Heterotopic ossifying metaplasia

Llipsy T. Fernández Santiesteban
Daniela Margarita Ariza Acuña
Ángel Amet Mendoza Sánchez
Hospital Docente Clínico Quirúrgico Hermanos Ameijeiras, La Habana, Cuba

Resumen: Introducción: La osificación heterotópica (OH) o metaplasia ósea se define como la presencia de hueso en tejido blando donde normalmente no existe. Objetivo: Describir un caso de OH después de múltiples laparotomías. Presentación: paciente masculino de 22 años intervenido quirúrgicamente con sospecha de abdomen agudo donde no se encuentra causa, solo apendicitis reactiva y posoperatorio tórpido, motivo por el cual tiene que reintervenirse en múltiples ocasiones, con evidencia de hematoma retroperitoneal y compromiso de los vasos cólicos derechos e isquemia de ángulo hepático del colon. Se realizaron reintervenciones programadas, un total de 8 laparotomías, y se logró la restitución del tránsito intestinal 9 meses después, donde se halló tejido de aspecto óseo en mesenterio de intestino delgado. Conclusiones: La metaplasia osificante heterotópica es una entidad rara que se presenta en pocos pacientes; en este caso se dan los factores de riesgo descritos en la bibliografía que ocasionan esta entidad.

Abstract: Introduction: Heterotopic ossification (HO) or bone metaplasia is defined as the presence of bone in soft tissue where it normally does not exist. Objective: To describe a case with HO after multiple laparotomies. Presentation: 22-year-old male patient undergoing surgery with suspected acute abdomen where no cause was found, only reactive appendicitis, torpid postoperative period, which is why he had to be re-operated on multiple occasions, with evidence of retroperitoneal hematoma with involvement of the right colic vessels and hepatic flexure ischemia of the colon. Scheduled reinterventions were performed, a total of 8 laparotomies and restoration of intestinal transit 9 months later, where bone-like tissue was found in the mesentery of the small intestine. Conclusions: Heterotopic ossifying metaplasia is a rare entity that affects few patients; this case meets the risk factors described in the literature for which this entity occurs.

INTRODUCCIÓN

La osificación heterótopica (OH) fue por primera vez descrita en 1883 por Riedel y publicada por Askanazy en 1901.[1, 3, 4, 5, 6] Era un hallazgo frecuente en los soldados que sufrían traumatismo raquimedular durante la Primera Guerra Mundial. Hasta nuestros días, esta entidad ha recibido varias denominaciones, entre las que destacan las siguientes: Miositis osificante intraabdominal, osificación heterotópica del mesenterio y mesenteritis osificante.[2, 3, 4, 6]

La OH o metaplasia ósea se define como la presencia de hueso en tejido blando donde normalmente no existe. La calcificación ectópica es la mineralización de las estructuras de los tejidos blandos, y generalmente ocurre después de un traumatismo de tipo químico o físico, como sucede en los casos de tendinitis calcárea. A nivel histológico, se pueden observar depósitos de calcio en el lugar donde se formó el nuevo «hueso». [1, 3, 5, 6]

La OH es una entidad poco frecuente y su etiología no ha sido completamente entendida. Generalmente, se asocia a antecedentes de trauma o a cirugías abdominales.[3]

El mecanismo a través del cual ocurre este proceso aún está por determinar, aunque algunos apoyan la teoría del fibroblasto tisular que se transforma en osteoblasto, o la de las células pluripotenciales del tejido conectivo que evolucionan a osteoblasto, siempre bajo ciertas condiciones, entre ellas la reacción de la lesión local a estímulos fisicoquímicos (metaplasia).[4, 7]

Su aparición puede producirse en semanas, pero también años después de la cirugía y eventualmente provoca síntomas con curso indolente o severo; se ha descrito como causa de morbimortalidad, por lo que en muchos casos se recurre a la cirugía, aunque no existe un consenso definitivo sobre cuál es la mejor alternativa terapéutica.[8, 13]

A continuación, presentamos un caso atendido en 2020 en el Hospital Hermanos Ameijeiras.

PRESENTACIÓN DEL CASO

Paciente masculino de 26 años con antecedentes de gastritis. El 22 de marzo de 2020 es ingresado en otra institución e intervenido de urgencia por abdomen agudo quirúrgico y probable diagnóstico de perforación *vs* peritonitis por úlcera perforada *vs* apendicitis. En laparotomía realizada e informe operatorio no se halla peritonitis ni otra alteración, únicamente apendicitis reactiva, y se realiza apendicetomía sin complicaciones. Tuvo un posoperatorio tórpido con distensión abdominal, febril, polipneico, síntomas que después de exámenes y estudios radiológicos se interpretan como pancreatitis aguda. El día 25 de marzo se decidió su traslado al Hospital Amejeiras, centro médicó que recibió a un paciente en *shock* (polipnea, taquicardia, hipotenso, abdomen distendido, no peritoneal y estudios imagenológicos (US/TAC abdominal) sin liquido libre, páncreas normal, y retroperitoneo, con aumento de volumen en psoas y engrosamiento de epiplón hacia colon derecho). Se estabilizó por medio interno; fue necesaria la intubación por compromiso oxigenación y se decidió reintervenir el 26 de marzo (primera reintervención) por aumento de la presión intraabdominal y sin diagnóstico definido.

En la laparotomía realizada se halló gran hematoma retroperitoneal, no pulsátil, que involucró vasos cólicos derechos, provocando parches necróticos e isquemia en ángulo hepático del colon y acartonamiento de todo retroperitoneo hasta hipogastrio, páncreas bien delimitado sin colección peripancreática ni esteatonecrosis. Se realizó colectomía derecha, ileostomía y fistula mucosa y drenaje por contra abertura de peritoneo. Se dejó abdomen abierto por síndrome compartimental y se reintervino en dos ocasiones más para cambio de bolsa de Bogotá y control de daños (Figura 1); también se realizó traqueostomía.

En la cuarta intervención (30 de marzo de 2020), se decide cerrar piel para mejor control del medio interno; posteriormente, se logró la recuperación del paciente (mejoría de parámetros ventilatorios y medio interno) mediante tratamiento intensivo. La fiebre, que siempre tuvo, fue cediendo paulatinamente con cambios de antibióticos según guía de cultivos y antibiogramas.

Tuvo varios esquemas de tratamiento con meropenem, metronidazol, cotrimoxazol, anfotericin B, colistina, tigeciclina, piperacilina tazobactam, fosfomicina y ciprofloxacino, según guía de cultivos y antibiogramas. Decidimos suspender último esquema (con 14 días de tratamiento) y observar su evolución en casa con seguimiento estrecho en consultas.

El paciente reingresó el 15 mayo 2020 con picos febriles (2 diarios de 38° y 39° C). Se realizaron estudios hemoquímicos, en los que nuevamente se hallaron leucocitosis, PCR elevada y pruebas funcionales hepáticas elevadas. Se discutió en colectivo la propuesta de realizar lumbotomía y drenaje del hematoma retroperitoneal causante de fiebre. Se planificó intervención junto con equipo de litotricia del hospital y se realizó pielografía ascendente, en la que se encontró ruptura de grupo calicial superior de riñón izquierdo, razón por la cual se colocó catéter JJ y sonda vesical. Se drenó el hematoma con cultivo de este y se llevó a quirófano cuatro veces más para toilette del retroperitoneo, contabilizando 8 reintervenciones; con todo esto mejoró el cuadro general de fiebre. Concluimos que se trataba de hematoma retroperitoneal causado por ruptura de grupo calicial superior de riñón izquierdo y, aunque no hallamos causa de ruptura, planteamos posibilidad de litiasis renoureteral.

Se retiró la sonda vesical a los 17 días y, ante evolución favorable, se decidió alta con intención de reingresar en 15 días más para retirar catéter JJ. A los 15 días reingresó y se realizó nuevo chequeo hemodinámico; todos los parámetros eran estables, de modo que se retiró el catéter.

En diciembre de 2020, el paciente fue intervenido para restitución de tránsito, abordando abdomen por cicatriz anterior; se realizó laparotomía media y disección roma de múltiples adherencias interasas. Luego de una laboriosa disección, se descubrió tejido de aspecto óseo de forma irregular y espiculado en varias zonas. (Figuras 2 y 3). Se restituyó el tránsito mediante ileotransverso anastomosis termino-terminal con suturado mecánico.

Se envió tejido a anatomía patología, que reporta OH de tejido mesentérico. Se observaron trabéculas de hueso por osteoblastos que forman osteoide. En la actualidad, el paciente goza de buena salud.

DISCUSIÓN

La OH se define como la formación de hueso en tejidos no esqueléticos y se clasifica en 2 subgrupos: hereditaria y no hereditaria.[2, 3] Generalmente, la OH no hereditaria (NHHO, por sus siglas en inglés) se asocia a traumatismos, lesiones tisulares, infecciones o cirugía.[4, 5, 9]

La OH fue descrita por primera vez con tal denominación por Riedel en 1883 y publicada por Askanazy en 1901. El primer caso en la literatura sobre un tumor de estirpe ósea en el abdomen data de 1993 y corresponde a una lesión osificada próxima a la ileostomía de un paciente post-proctocolectomía por colitis ulcerosa. Si bien los casos con osificación de cicatrices abdominales son relativamente frecuentes, la localización intraabdominal de estas lesiones es poco frecuente y tiende a presentarse en el mesenterio.[1, 5, 6]

Debido a la escasa frecuencia de esta entidad, en Latinoamérica se han descrito pocos casos. Su etiología aún no está bien definida, pero se cree que influyen factores hormonales, células diana y una predisposición genética que involucra al gen ACVR1. Sin embargo, el antecedente quirúrgico o traumático abdominal ha sido un factor común, así como el sexo masculino.[5, 6]

La hipótesis de la estimulación de las células mesenquimales a través de la hipoxia tisular y factores metabólicos o genéticos para formar un tejido óseo por metaplasia es generalmente aceptada para la patogenia de la enfermedad.[7, 9]

El tiempo en que aparece la OH aún no está establecido, pero se ha descrito que puede ocurrir 2 meses después del trauma, aunque en la mayoría de los casos se presenta durante el primer año.[5]

Las manifestaciones clínicas incluyen síntomas abdominales inespecíficos, aunque los más frecuentes son el dolor y las lesión abdominales palpables. Las principales complicaciones son la obstrucción y la perforación intestinales.[5] El inicio de los síntomas es variable: desde pocas semanas hasta varios años después del evento desencadenante.[1, 5, 10]

Es difícil diagnosticar la metaplasia osificante heterotópica antes de la cirugía. Sin embargo, la detección de arquitectura trabecular y calcificaciones distróficas en un TAC abdominal nos hace sospecharlo, sobre todo en aquellos pacientes que han sido reintervenidos en varias ocasiones.[4] Es preciso aclarar que, en este caso, no se realizó el diagnostico preoperatorio del paciente, ya que no presentaba síntomas ni signos de oclusión de intestino delgado; tampoco se realizaron estudios imagenológicos, sino que el hallazgo tuvo lugar durante la cirugía, y la anatomía patológica lo confirmó.

Si bien hasta el momento no hay consenso sobre manejo de la OH debido al reducido número reducido de casos,[1, 5, 8] está descrito que, en los casos de antecedente de malignidad, ya sea por oclusión o por perforación intestinales, lo más adecuado es la resección de tejido óseo heterotópico.[1] Cabe señalar que la resección quirúrgica es laboriosa y que, por ello, debe ser realizada por cirujanos con experiencia. El tratamiento conservador inicial puede estar justificado en casos que no requieran cirugía de urgencia. Como adyuvante se ha propuesto la indometacina, antiinflamatorio de elección por su efecto de inhibición de la osificación, aunque su rol en OH y su efectividad como profilaxis no están totalmente definidas.[1, 5, 10]

Hay que distinguir dos entidades que pueden confundirse: 1. La OH descrita en las líneas precedentes, que en la mayoría de las ocasiones está relacionada con traumas, cirugías e infecciones, aunque algunas veces no se asocia con ninguna causa idiopática y lo primordial es la presencia de osteoblastos; y 2. La calcificación heterotópica, que puede ser: a) distrófica: ocurre cuando se produce un acúmulo local de calcio en tejido que está muriendo, no viable, degenerado o coleccionado en pacientes con calcio normal y no hay presencia de osteoblastos;[11] y b) metastásica: ocurre en tejidos normales, siempre y cuando haya hipercalcemia; se produce por un transporte elevado del calcio de un lugar del organismo a otro, y se presenta en el hiperparatiroidismo, destrucción ósea (mieloma, leucemias), trastorno de vitamina D e insuficiencia renal crónica. Puede encontrarse en los tejidos que pierden ácido; por tanto, tienen un comportamiento alcalino que los predispone a la calcificación metastásica.[12]

En el caso clínico presentado, el paciente cumple con los factores de riesgo clásicos asociados a la metaplasia osificante heterotópica, entre ellos el manejo de abdomen abierto, múltiples laparotomías y nutrición parenteral.

CONCLUSIONES

La metaplasia osificante heterotópica es una entidad rara que se presenta en pocos pacientes después de la realización de una laparotomía; no obstante, puede desarrollarse en una proporción significativa de pacientes después de la laparotomía del control de daños, por lo que debe ser estudiada con mayor profundidad para determinar el papel de los factores involucrados en su etiopatogenia, y realizar un manejo preventivo, pronto y efectivo. Aunque el tratamiento quirúrgico es complejo, resulta factible. Este caso es un ejemplo de los factores de riesgo que ocasionan esta entidad.

CONFLICTO DE INTERESES

Los autores declaran que no existen conflictos de interés.

FINANCIACIÓN

No existe financiación externa, salvo la aportada por los recursos hospitalarios en la atención a los pacientes.

FIGURAS

Figura 1. Abdomen abierto con bolsa Bogotá

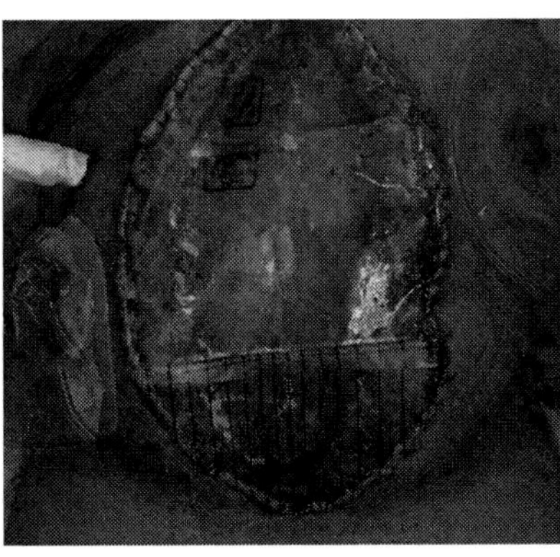

Figura 2. Tejido de aspecto óseo | Figura 3. Esquirlas óseas maduras

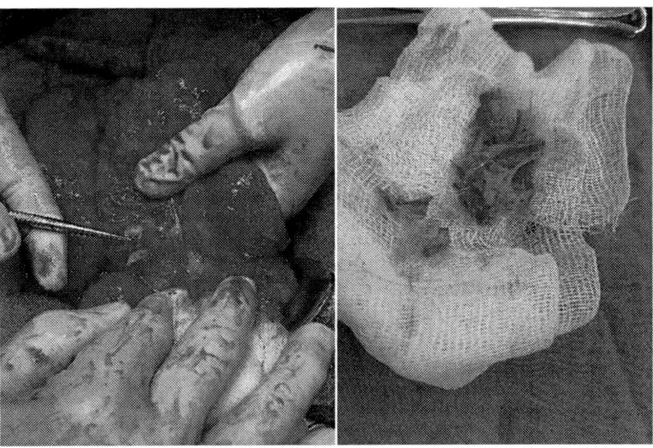

Fuente: archivo del autor

REFERENCIAS BIBLIOGRÁFICAS

1. Moreno B. N, Reyes R. G, Melkonian T. E, Ready V. A. OH mesentérica precoz tras abdomen abierto y su manejo quirúrgico. Presentación de un caso. Rev. cir. 2019; 71(2):168-72. Disponible en: http://dx.doi.org/10.4067/s2452-45492019000200168
2. Meyers C, Lisiecki J, Miller S, Levin A, Fayad L, Ding C, Sono T, McCarthy E, Levi B, James AW. Heterotopic ossification: A comprehensive review. JBMR Plus. 2019;3(4): e10172. Disponible en: http://doi:10.1002/jbm4.10172
3. Althaqafi RMM, Assiri SA, Aloufi RA, Althobaiti F, Althobaiti B, Al Adwani M. A case report and literature review of heterotopic mesenteric ossification. Int J Surg Case Rep. 2021; 82:105905. Disponible en: http://doi:10.1016/j.ijscr.2021.105905
4. Choi H, Choi JW, Ryu DH, WOO CG, Kim Kb. Spontaneous heterotopic mesenteric ossification around the pancreas causing duodenal stenosis: A case report with literature review. Int J Surg Case Rep. 2021; 81:105702. Disponible en: http://doi:10.1016/j.ijscr.2021.105702
5. Navarro Briceño Y, Villalba Meneses C. Osificacion heterotópica intraabdominal: reporte de caso. Rev. Chil. radiol. 2021; 27(4): 214-17. Disponible en: http://dx.doi.org/10.24875/rchrad.m21000012
6. Amalfitano M, Fyfe B, Thomas Sv, Egan KP, Xu M, Smith AG, Kaplan FS, Shore EM, Pignolo RJ. A case report of mesenteric heterotopic ossification: Histopathologic and genetic findings. Bone. 2018; 109:56-60. Disponible en: http://doi:10.1016/j.bone.2018.01.006
7. Andrea Aurelio R, Nicola R, Stefani C, Francesco S, Alberto F, Anna Vittoria M, Roberta G. An unusual case of bowel obstruction in emergency Surgery: The heterotopic mesenteric ossification. Open Med Case Rep. 2020; 8:2050313X20926042. Disponible en: http://doi:10.1177/2050313X20926042
8. Wang Y, Stanek A, Grushka J, Fata P, Beckett A, Khwaja K, Razek T, Deckelbaum DL. Incidence and factors associated with development of heterotopic ossification after damage control laparotomy. Injure. 2018; 49(1):51-5. Disponible en: http://doi:10.1016/j.injury.2017.11.033
9. Akinci O, Kutluk F, Cin S, Ertürk S, Yüceyar S, Perek A. Heterotopic ossification of the anterior abdominal Wall. Turk J Surg. 2018; 13:1-3. Disponible en: http://doi:10.5152/turkjsurg.2018.4008

10. Meléndez Fernández AP, Villa Sierra R, Gongora Acosta AG, Abreu Rejón EJ, Hernández Cruz E, Rendón FETY, Tapia Yáñez AU, Albarran Castillo RE. Frozen abdomen complicated with midline heterotopic peritoneal ossification: case report. Cir. 2021; 89(1):97-100. Disponible en: http://doi:10.24875/CIRU.19001156.

11. González QH, Bahena-Aponte JA. Metaplasia ósea distrófica en mesenterio. Rev. Invest. Med. Sur Mex. 2010; 17:71. Disponible en: https://www.medigraphic.com/pdfs/medsur/ms-2010/ms102f.pdf

12. Sánchez JS, González EB, Alonso J G, Martín LS. Calcificación distrófica post-traumática aislada de músculo sartorio. Rev. SEMERGEN. 2007; 33:315. Disponible en: https://www.sciencedirect.com/science/article/pii/S1138359307739035

Hiperplasia de células beta sin insulinoma

Beta cell hyperplasia without insulinoma

María Patricia Vera Zambrano
Orlando Zamora Santana
Josué Vázquez Arizmendi
Hospital Docente Clínico Quirúrgico Hermanos Ameijeiras, La Habana, Cuba

Resumen: Introducción: La hiperplasia pancreática de células beta no asociada a insulinoma es una entidad clínica infrecuente en la que se produce una proliferación de células beta que ocasiona hipoglucemia debida a la hipersecreción de insulina. Esta enfermedad presenta desafíos importantes en el diagnóstico y la conducta clínica debido a la similitud de síntomas con el insulinoma; sin embargo, tiene diferencias estructurales y morfológicas. Objetivos: Suministrar información a la comunidad científica sobre este interesante caso, dada su naturaleza rara, y proporcionar una visión concisa y clara de la hiperplasia pancreática de células beta centrada en sus características epidemiológicas, clínicas y morfológicas. Hay que resaltar la importancia del diagnóstico diferencial con el insulinoma, y destacar los desafíos inherentes en la valoración y método de este raro padecimiento. Conclusiones: La hiperplasia pancreática de células beta no asociada a insulinoma es una entidad infrecuente que causa hipoglucemia debido a la sobreproducción de insulina por lesiones benigna del órgano. A pesar de su baja incidencia, su importancia clínica es significativa debido a los síntomas graves que puede ocasionar. Es importante diferenciarla del insulinoma; aunque ambas entidades presentan síntomas muy similares, necesitan enfoques al tratamiento diferentes. Comprender en detalle esta circunstancia es crucial para mejorar el diagnóstico y la selección de estrategias de tratamiento.

Abstract: Introduction: Pancreatic beta cell hyperplasia not associated with insulinoma is a rare clinical entity in which there is a proliferation of beta cells, causing hypoglycemia due to hypersecretion of insulin. This disease presents important challenges in diagnosis and clinical management, due to the similarity of symptoms with insulinoma, but has structural and morphological differences. Objective: To inform the scientific community about this interesting case, due to its rare nature, to provide a concise and clear view on pancreatic beta cell hyperplasia focused on its epidemiological, clinical and morphological characteristics. The importance of differential diagnosis with insulinoma must be underlined and the characteristic challenges in the assessment and method of this rare condition must be highlighted. Conclusions: Pancreatic beta cell hyperplasia not associated with insulinoma is a rare entity that causes hypoglycemia due to overproduction of insulin due to benign lesions of the organ. Despite its low incidence, the clinical importance is significant due to the serious symptoms it can cause. Differentiating it from insulinoma is important because these entities present very similar symptoms but require different treatment approaches. Understanding in detail of this circumstance is crucial to improve timely diagnosis and selection of treatment strategies.

INTRODUCCIÓN

La hiperplasia de células beta pancreática no asociado a insulinoma es incluso menos frecuente que este último. El insulinoma tiene una incidencia de 4 casos por millón de habitantes, la mayoría de las lesiones son únicas, de origen benigno y de un tamaño menor 20 milímetros; en él se produce hipoglucemia por incremento en la producción de insulina.[1] Por su parte, la hiperplásica de células del páncreas endocrino es una extensión de aglomeración celular a más del 2% del tamaño total del órgano.[2] Realizar el diagnóstico morfológico es complicado y casi imposible; algunos definen esta entidad como aquella que mide 0.25 milímetros y aumento en la cantidad de islotes de Langerhans; las distintas clases de celulares del órgano pueden ser afectadas, principalmente las alfa y beta.[2] La distribución es focal o difusa, y esto es importante para adoptar una conducta quirúrgica conservadora o radical. La clínica es variable y se caracteriza por hipoglucemia posprandial diferente a la causada por insulinoma, que se caracteriza por hipoglucemia en ayunas.[2] Esta hipoglucemia reactiva se acompaña de síntomas neuroglucopénicos graves como desorientación, disartria, diplopía, confusión, convulsiones, coma y síntomas adrenérgicos.[2] Esta enfermedad higlucemia hiperinsulémica también es denominada nesidioblastosis del adulto; la forma difusa aun no está descrita en adultos.[3] Representa de 0.5 al 5% de todos los casos. [4], y el diagnostico diferencial es con el insulinoma; estas dos entidades no son distinguibles clínica ni bioquímicamente.[5]

PRESENTACIÓN DEL CASO

Paciente masculino de 52 años con antecedentes personales de hipertensión arterial tratada al momento con amlodipino 10 mg/día. En el momento de su ingreso refirió que desde hace cuatro años presentaba episodios de pérdida súbita de la conciencia acompañados de diaforesis, palpitaciones, visión borrosa; sufría aproximadamente dos episodios al mes, que se atenuaban con la ingesta de bebidas azucaradas. Desde hace un año aproximadamente, estos episodios eran más frecuentes en número (de tres a siete por día), razón por la cual en octubre de 2022 acudió al Instituto Nacional de Endocrinología, donde le realizaron ecoendoscopía (06/10/2022) que reportó masa a nivel del cuerpo del páncreas en la región posterior y por delante del tronco celiaco que mide 7.9 x 9.6 mm; además, se constató que el paciente presentaba hipoglicemia acompañada de síntomas adrenérgicos y neuroglucopénicos que mejoraron con la administración de alimentos; en diversas ocasiones, requirió la administración de dextrosa por vía parenteral, se le realizaron exámenes complementarios que evidenciaban insulinemia elevada (169.7 U/L) y péptido C elevado (14.6 ng/ml), por los datos recabados, le diagnostican síndrome hipoglucémico por hiperinsulinismo endógeno.

El día 23/01/2023 se le practicó la primera cirugía (enucleación) pensando en un insulinoma, con biopsia que reportó hiperplasia de células beta. El paciente continuó con cuadro de hipoglicemia y se solicitaron análisis complementarios: pruebas de insulinemia basal (83.81 U/L), péptido C (13.82 ng/ml) y glucemia, que indicaron una hipersecreción insulínica, por lo que se decidió reintervenirlo el día 27/01/2023; se realizó una pancreatectomía corpocaudal con esplenectomía y biopsia que reportó ausencia de tumor. Se presentó pancreatitis aguda postquirúrgica.

Tenemos el insulinoma como principal diagnostico diferencial de la hiperplasia de células beta pancreáticas.

En los primeros días siguientes a esta intervención, el paciente presentó glucemias relativamente elevadas (entre 7 mmol/L y 9 mmol/L), y en días posteriores se fueron normalizando los niveles (entre 5 mmol/L y 7 mmol/L), situación que se ha mantenido hasta el día de hoy.

El paciente evolucionó favorablemente, con glucemias dentro de los parámetros normales y su estado general tras la segunda intervención se caracterizó por la mejora de sus cuadros clínicos. Después de que se lograra su estabilización, fue dado de alta sin complicaciones y con signos vitales estables.

DISCUSIÓN

La hiperplasia pancreática de células beta, también conocida como nesidioblastosis, representa entre el 0.5 y el 5% de los casos de hipoglucemia con hiperinsulinemia. La causa más frecuente es su asociación a insulinoma, que también es extremadamente infrecuente: su incidencia reportada es aproximadamente 4 casos por millón de habitantes.(1) Se caracteriza por la presencia de lesiones pancreáticas benignas, que ocasionan producción excesiva de insulina y, por ende, hipoglucemia.(1) Aunque estas lesiones suelen ser únicas y su tamaño es pequeño (menor de 20 mm), pueden ser focales o difusas, lo que tiene implicaciones importantes para la estrategia quirúrgica y la conducta terapéutica.(1) Uno de los mayores desafíos en el tratamiento de esta enfermedad es su diagnóstico diferencial con el insulinoma.(2) Ambos trastornos presentan clínica de hipoglucemia, pero el insulinoma causa hipoglucemia principalmente en ayunas, mientras que la hiperplasia de células beta pancreática no asociada a insulinoma provoca hipoglucemia posprandial.(2) Esta distinción clínica es crucial, aunque el diagnóstico bioquímico y morfológico puede ser complicado y en ocasiones inconcluso, dada la dificultad para diferenciar ambas entidades mediante estudios convencionales.(5) El manejo de la hiperplasia pancreática de células beta no asociada a insulinoma depende en gran medida de la distribución y la extensión de las lesiones pancreáticas.(2) En los casos donde la enfermedad es focal y los síntomas son manejables, la vigilancia y la terapia médica pueden ser adecuadas.(2) Sin embargo, en casos graves o con repercusiones sistémicas puede ser necesaria la resección quirúrgica parcial o total de la glándula pancreática, lo cual conlleva riesgos ulteriores como la diabetes mellitus postquirúrgica.[2] Debido a la infrecuencia de esta entidad, la investigación adicional es fundamental y necesaria para mejorar la comprensión de sus mecanismos profundos, así como para implementar métodos diagnósticos más precisos y estrategias terapéuticas más efectivas.[1] Además, es crucial que se incremente la transmisión de información a los profesionales de la salud sobre la posibilidad de esta enfermedad en pacientes con niveles bajos de glucosa sérica inexplicable, es ausencia diagnóstica de insulinoma el que se caracteriza por la triada de Whipple, que son síntomas de hipoglucemia en ayuno que mejoran con la administración de glucosa y síntomas neuroglucopénicos.[1]

CONCLUSIONES

La hipoglucemia por hiperinsulinemia es una enfermedad poco frecuente cuya principal causa es el insulinoma. Aunque su incidencia es muy baja, todavía es más infrecuente la hiperplasia pancreática de células beta en el adulto, de la que existe poca información científica. Los síntomas son variables —desde la ausencia de síntomas hasta los síntomas graves—, y el diagnostico suele ser complejo debido a la similitud de los síntomas. Aunque el diagnóstico se apoya en estudios de laboratorio y de imagen, el diagnóstico definitivo siempre será el análisis histopatológico. El tratamiento es multidisciplinario y en la gran mayoría de los casos requiere una intervención quirúrgica. El estudio más profundo de esta enfermedad podría contribuir a desarrollo de mecanismos eficaces para establecer un diagnóstico oportuno que permita comprender en detalle la enfermedad y, por ende, mejorar la calidad de vida al ofrecer un mejor tratamiento.

CONFLICTO DE INTERESES

Los autores declaran que no existen conflictos de interés.

FINANCIACIÓN

No existe financiación externa, salvo la aportada por los recursos hospitalarios en la atención a los pacientes.

FIGURAS

Figura 1. Pequeña lesión en cara anterior del páncreas

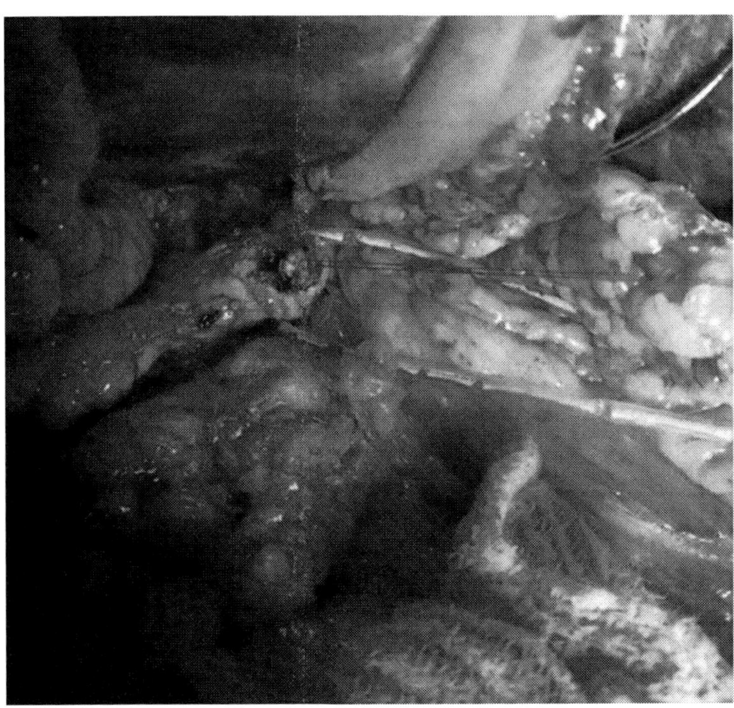

Figura 2. Enucleación de la lesión

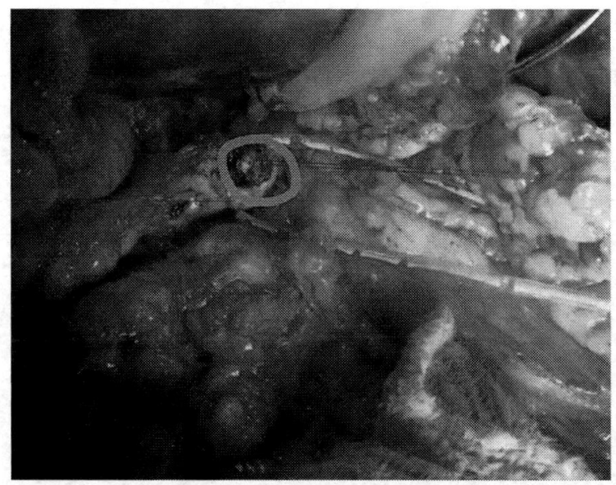

Figura 3. Lecho quirúrgico tras enucleación

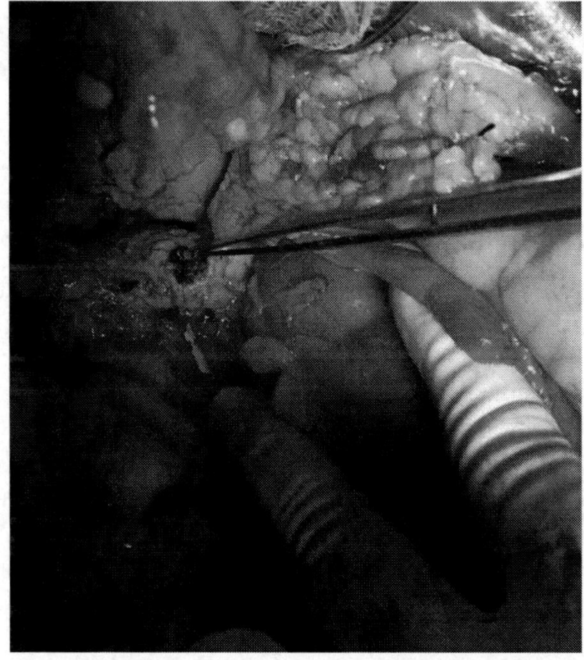

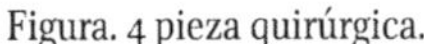

Figura. 4 pieza quirúrgica.

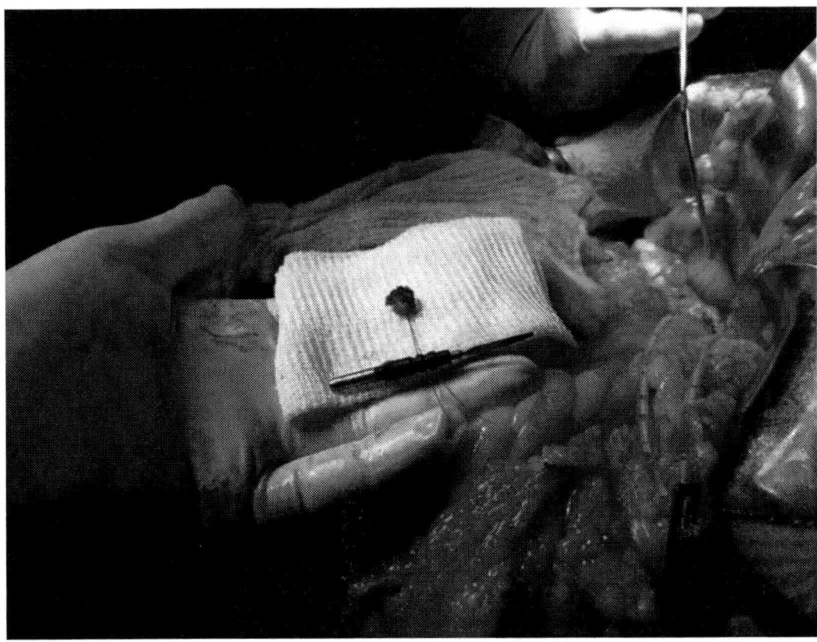

Fuente: archivo del autor

REFERENCIAS BIBLIOGRÁFICAS

1. Chirinos Revilla JL, Fernandez Sivincha JG. Insulinoma descubierto en paciente con aparente trastorno mental: reporte de un caso. Revista de Gastroenterología del Perú. 2018. [citado el 23 de julio de 2024]; 38(1):82-4. Disponible en: http://www.scielo.org.pe/scielo.php?script=sci_arttext&pid=S1022-51292018000100013
2. Ouyang D. Pathologic pancreatic endocrine cell hyperplasia. World J of Gastroenterol. 2011; 17(2):137. Disponible en: https://www.wjgnet.com/1007-9327/full/v17/i2/137.htm
3. Altamirano Guerrero O, Balarezo García M, Lima Icaza J. Neoplasia endocrina múltiple tipo 1 en paciente con diagnóstico de nesidioblastosis. Pre-

sentación de un caso. Medisur. 2023; 21(6). Disponible en: http://medisur.sld.cu/index.php/medisur/article/view/30539

4. Awramiszyn Fernández N, Paz Ibarra JL, Suárez Rojas J, Rodríguez Alegría CE, Somocurcio Peralta JR, Ramírez Delpino EJ, et al. Hipoglucemia hiperinsulinémica por nesidioblastosis asociada a pérdida de peso no quirúrgica. Revista Médica del Instituto Mexicano del Seguro Social. 2020; 58(4):528-35. Disponible en: https://www.redalyc.org/journal/4577/457768632022/html/

5. Fajardo, D. O., Aguirre, D. A. U., & Chaviano, A. R. Hipoglucemia hiperinsulínica en un adulto con nesidioblastosis. Rev Cub de Cir. 2020; 59(4):1-8. Disponible en: https://pesquisa.bvsalud.org/portal/resource/en;/biblio-1149851

Mucocele apendicular retroperitoneal

Retroperitoneal appendiceal mucocele

Orlando Vega Olivera
Sayra Gessel Corea Menocal
Milton Manuel Sánchez García
Hospital Docente Clínico Quirúrgico Hermanos Ameijeiras, La Habana, Cuba

Resumen: Introducción: El mucocele apendicular es una entidad rara cuya prevalencia en las apendicetomías es del 0,2 al 0,3%. La prevalencia del adenocarcinoma apendicular es del 0,08%. Existen cuatro subtipos histológicos: mucocele simple (quiste de retención), hiperplasia mucosa mucinosa, cistoadenoma y cistoadenocarcinoma; el cistoadenoma mucinoso es el más frecuente. Objetivo: presentar un caso de mucocele apendicular de localización retroperitoneal. Presentación de caso: Se presenta el caso de una paciente de 52 años con cuadro clínico mal definido de una semana de dolor abdominal y fiebre, con hallazgos imagenológicos que no permitían precisar el origen de la lesión. Se interviene quirúrgicamentem se encuentra lesión tumoral del apéndice y se realiza hemicolectomia derecha. La biopsia reporta mucocele simple. Conclusiones: A pesar de lo raro de esta afección, el cirujano debe conocer y tener presente este tipo de quiste como posible diagnóstico en aquellos casos clínicos en los que no resulta posible establecer un diagnóstico certero por signos clínicos o imágenes tanto en pacientes mayores como jóvenes a fin de tomar la decisión quirúrgica adecuada y de evitar complicaciones futuras.

Abstract: Introduction: appendiceal mucocele is a rare entity, whose prevalence in appendectomies is 0.2-0.3%. The prevalence of appendiceal adenocarcinoma is 0.08%. There are four histological subtypes: simple mucocele (retention cyst), mucinous mucosal hyperplasia, cystadenoma and cystadenocarcinoma; mucinous cystadenoma is the most common. Objective: to present a case of appendiceal mucocele located retroperitoneally. Case presentation: the clinical case of a 52-year-old patient with ill-defined clinical symptoms of 1 week of abdominal pain and fever is presented, with imaging findings that could not specify the origin of the injury. Surgical intervention was performed, finding a tumor lesion of the appendix and a right hemicolectomy was performed. The biopsy reported simple mucocele. Conclusions: despite the rarity of this condition, the surgeon must keep in mind and know this type of cyst as a possible diagnosis in those clinical cases in which an accurate diagnosis cannot be established by clinical signs or images both in older patients to take appropriate surgical conduct and avoid future complications for the patient.

INTRODUCCIÓN

El mucocele apendicular (MA) es una entidad rara cuya prevalencia en las apendicetomías es del 0,2 al 0,3%. La prevalencia del adenocarcinoma apendicular es del 0,08%.[1] El término se define como la dilatación del apéndice vermiforme producida por acumulación intraluminal de moco.[2] Mucocele apendicular es un término inicialmente descrito por Rokitansky en 1842.[3]

Existen cuatro subtipos histológicos: el mucocele simple (quiste de retención), la hiperplasia mucosa mucinosa, el cistoadenoma y el cistoadenocarcinoma. El cistoadenoma mucinoso es el más frecuente y se observa en el 50% de los casos.[2, 3] Pueden ser asintomáticos y ser descubiertos como hallazgo en estudios radiológico-endoscópico, o como hallazgo quirúrgico. La mitad de los casos se presentan con dolor en fosa iliaca derecha. Puede ser un proceso benigno o maligno, por lo que es necesario individualizar cada caso para conocer su naturaleza.[3]

PRESENTACIÓN DE CASO

Paciente femenina de 52 años, multípara, con antecedentes personales quirúrgicos relevantes, ooforectomía derecha y salpingectomía bilateral en 2005.

Una semana antes de su ingreso comienza fiebre intermitente de 38° C, que cede con antipiréticos, acompañada de dolor de moderada intensidad a nivel de región lumbar derecha irradiada a flanco derecho, que alivia con analgésicos. En el examen físico se encontró dolor a la palpación y puño percusión en fosa lumbar derecha con irradiación hacia flanco derecho, acompañado de leve dolor a la palpación profunda, sin signos de irritación peritoneal.

Se realiza inicialmente tomografía axial computarizada (TAC) de abdomen simple (Figuras 1 y 2), que reporta lesión ocupante de espacio, con pared de 7 mm, contenido hipodenso, de densidades liquidas en parieto cólico derecho, distorsión de la grasa, engrosamiento del psoas ipsilateral y oblicuo interno. Se inicia tratamiento de ceftriaxona y metronidazol por sospecha absceso retroperitoneal.

EL ultrasonido evolutivo de abdomen reporta imagen redondeada que impresiona poseer pared, de ecoestructura heterogénea, con aire en su interior, que mide aproximadamente 15 x 24 mm, impresionando divertículo a este nivel, con grasa vecina con realce ecogénico. No hay líquido libre en cavidad o adenopatías abdominales.

La TAC abdominal contrastada (Figura 3) reporta persistencia de la imagen descrita con anterioridad de aproximadamente 39.5 x 57.4 mm, con aspecto de colección por debajo y a la derecha del polo inferior del RD en íntimo contacto con asas gruesas y aparente cápsula hipodensa en su interior (12-14 UH), presentando microburbujas aéreas en su periferia, pero sin opacificarse en examen contrastado, y pequeñas adenopatías vecinas.

Se realizan exámenes de laboratorio que no reportaron ninguna alteración y se decide programar a la paciente para realizar laparotomía exploratoria de forma electiva. Durante la intervención se encuentra abombamiento del área pericecal y retroperitoneal con presencia de celulitis. Se moviliza el colon derecho y se encuentra lesión tumoral apendicular irregular que compromete la base cecal con presencia de adenopatía (Figuras 4 y 5), por lo que se realiza hemicolectomía derecha y reconstrucción mediante ileotranversostomía termino-terminal en un plano. La paciente presentó buena evolución posoperatoria y egresa al quinto día de postoperatorio.

La biopsia reporta apéndice con dilatación apendicular con presencia de moco e inflamación crónica agudizada de la pared por probable estenosis. No se encuentra evidencia de malignidad.

DISCUSIÓN

El MA es una afección poco frecuente.[3] Su diagnóstico se realiza en ocasiones a través de un hallazgo imagenológico incidental durante el estudio de otra afección o sospecha de afecciones renales[2, 4, 5], simulando abscesos abdominales o masas anexiales,[6] lesiones retroperitoneales[2, 5] y dolor abdominal crónico[3, 7], y con cierta frecuencia durante intervenciones quirúrgicas.[6, 8, 9]

En el caso presentado se mostró como un cuadro inicial de origen infeccioso de varios días de evolución posiblemente relacionado con apendicitis aguda que cursó de manera atípica. Esta hipótesis se sustenta en el mismo hallazgo histopatológico de inflamación crónica que mostraba el apéndice cecal. Los procesos inflamatorios provocan estenosis de la luz apendicular y acumulación de moco, que es básicamente la fisiopatología del MA simple.[9]

La localización retroperitoneal del apéndice no es infrecuente[10], pero la asociación del mismo con un MA es una variante poco reportada en la literatura.[1, 5] Este hecho puede dar lugar a confusiones diagnósticas incluso aunque se presenten imágenes típicas por tomografía.[8] Por ello, suelen ser intervenidos como lesiones retroperitoneales sin contar con un diagnóstico previo preciso, como en el caso presentado.[1, 3, 9]

El tratamiento del MA es quirúrgico.[3, 9] En la mayoría de las intervenciones, al no contarse con diagnóstico histológico que defina la malignidad de la lesión, se optará por apendicetomía [3, 8, 9] si la lesión se encuentra alejada de la base del apéndice y no evidencia afección ganglionar del meso; cuando se presenta lo contrario, como en el caso clínico presentado, la conducta más aceptada es la hemicolectomía derecha. [3, 8, 9] Se debe hacer énfasis en el manejo cuidadoso de la lesión, pues su ruptura puede dar origen a una lesión grave conocida como pseudomixoma peritoneal.[9]

CONCLUSIONES

A pesar de lo raro de esta afección, el cirujano debe conocer y tener presente este tipo de quiste como posible diagnóstico en aquellos casos clínicos en los que no resulta posible establecer un diagnóstico certero por clínica o imágenes tanto en pacientes mayores como jóvenes a fin de tomar la decisión quirúrgica adecuada y de evitar complicaciones futuras.

CONFLICTO DE INTERESES

Los autores declaran que no existen conflictos de interés.

FINANCIACIÓN

No existe financiación externa, salvo la aportada por los recursos hospitalarios en la atención a los pacientes.

FIGURAS

Figura 1 y 2. TAC abdomen simple. Corte axial y coronal. Con el tratamiento se mantuvo afebril, pero con persistencia de dolor, por lo que se sospechó de una lesión neoplásica retroperitoneal o plastrón apendicular

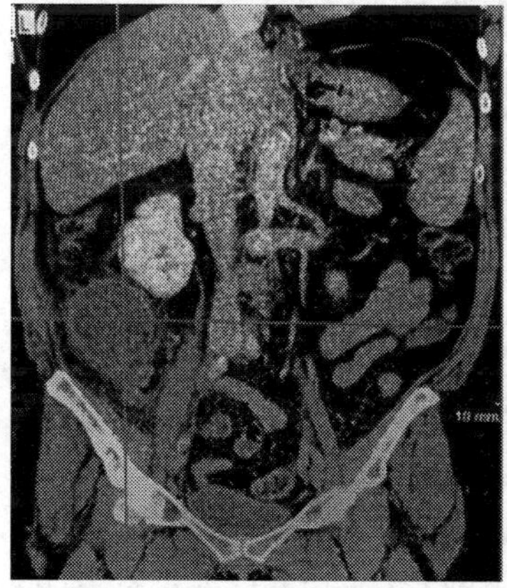

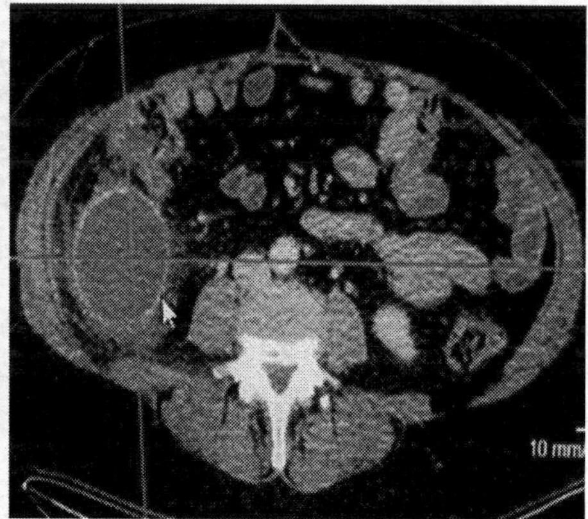

Figura 3. TAC abdomen con contraste oral y endovenoso, corte axial. Se observa imagen anterior sin realce por contraste

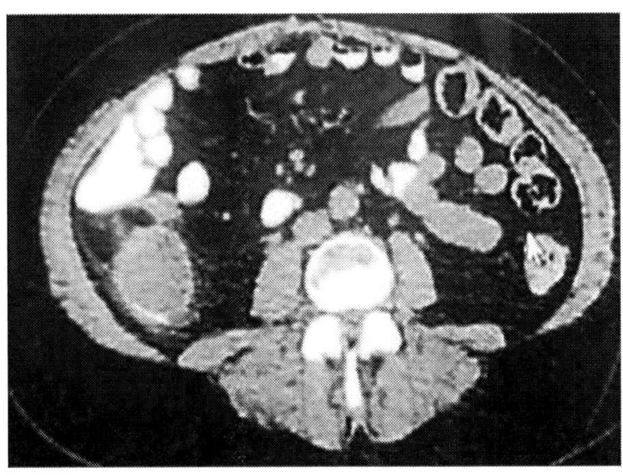

Figuras 4 y 5. Hallazgos transoperatorios

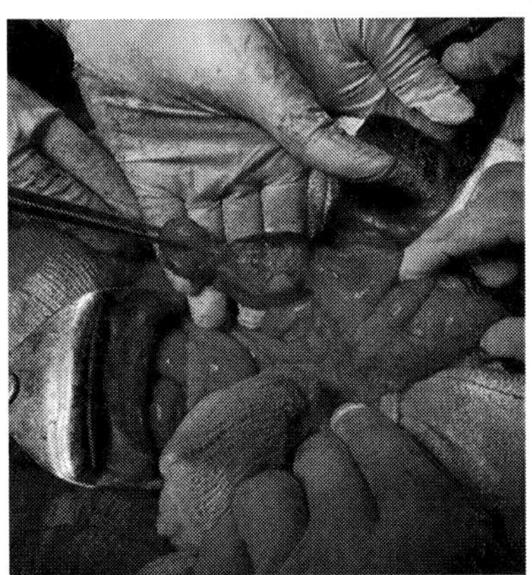

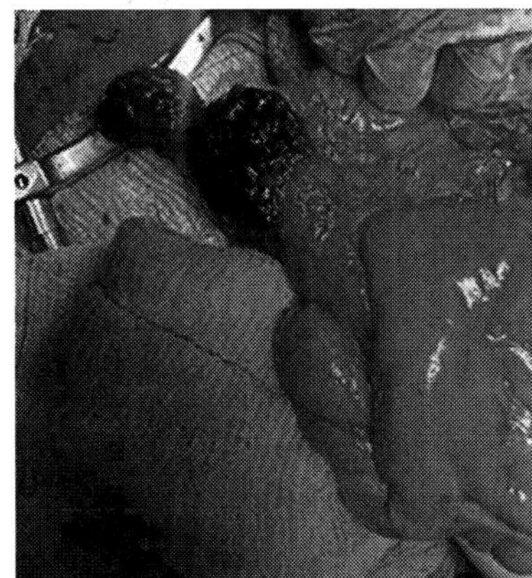

Fuente: archivos del autor

REFERENCIAS BIBLIOGRÁFICAS

1. Rivera Domínguez A, Cueto Álvarez L, García de Oliva A, Ruiz García T. Cistoadenocarcinoma mucinoso retroperitoneal ocurrido a los 7 años de

apendicectomía y hemicolectomía derecha. Radiología. 2014; 56:268-71 Disponible en: https://medes.com/publication/89923.

2. Rodríguez Alonso A, Suárez Pascual G, Bonelli Martín C, González Blanco A, Lorenzo Franco J, Cuerpo Pérez M, et al. Masa quística retroperitoneal gigante: mucocele apendicular Actas Urol Esp. 2004; 28:327-31. Disponible en: http://scielo.isciii.es/scielo.php?script=sci_arttext&pid =S0210-48062004000400012

3. Jarsún GAA, Cung AS, WeintraubL Y, Rodríguez ÁP, Kalach AC, Chaba SS. Mucocele apendicular. Reporte de dos casos clínicos. An Med Mex. 2011; 56:210-17. Disponible en: https://www.medigraphic.com/pdfs/abc/bc-2011/bc114f.pdf

4. Carvajal Balaguera J, Martín García-Almenta M, Albeniz Aquiriano L, Bernal Becerra I, De Pablo Zurdo L, Ferrufino Villalba M, et al. Mucocele apendicular como hallazgo casual en prueba de imagen. Rev esp investig quir. 2020; 23(2):64-7. Disponible en: https://fdocuments.ec/document/revista-espaola-de-investigaciones-64-mucocele-apendicular-como-hallazgo-casual.html

5. Campos González MJ, Arrabal Martín M, Herrera Fernández F, Miján Ortiz JL, Martín Vivaldi López G. Retrocecal appendicular mucocele in the diagnosis of retroperitoneal cystic tumors. Actas Urol Esp. 1985; 9:361-4. Disponible en: https://pubmed.ncbi.nlm.nih.gov/4050564/

6. Vela JCDC, Barroso BD, Vallespin PA, Moron MA, Fernandez LD, Diaz MAC. Patologías simuladoras de «abscesos abdominopélvicos que requieren drenaje». Seram. 2021; 1(1). Disponible en: https://piper.espacio-eram.com/index.php/seram/article/view/4079

7. López García S, Pérez-Grobas J, Berdeal-Díaz M, Gómez-Freijoso C. Mucocele apendicular como causa de dolor abdominal crónico. Rev Esp Enferm Dig. 2012; 104:144-5. Disponible en: http://scielo.isciii.es/scielo.php?script=sci_arttext&pid=S1130-01082012000300008

8. Romero RAA, Sosa FKF, Licea JV, Menoya JC, Reyes LT. Mucocele apendicular simulando apendicitis aguda complicada. Multimed. 2021; 25(2). Disponible en: https://revmultimed.sld.cu/index.php/mtm/article/view/1356

9. Olivera Fajardo D, Cabrera Machado CA, Rodríguez Chaviano A, Rodríguez Fajardo F, Valle Reyes B. Mucocele apendicular benigno. Rev. cub. cir. 2023; 62(1). Disponible en: https://revcirugia.sld.cu/index.php/cir/article/view/1233

10. Murúa-Millán OA, González-Fernández MA. Apendicitis aguda: anatomía normal, hallazgos por imagen y abordaje diagnóstico radiológico. Rev Med UAS. 2020; 10. Disponible en: https://hospital.uas.edu.mx/revmeduas/articulos/v10/n4/apendicitisaguda.html

Oclusión intestinal mecánica por banda de Ladd en el adulto asociado a síndrome velocardiofacial

Mechanical intestinal occlusion due to Ladd's band in adults associated with velocardiofacial syndrome

Orlando Vega Olivera
Milton Manuel Sánchez García
Iván Ulises Palacios Morejón
Hospital Docente Clínico Quirúrgico Hermanos Ameijeiras, La Habana, Cuba

Resumen: Introducción: La malrotación intestinal se debe a una anomalía de la rotación intestinal durante el desarrollo feta; su presentación en la vida adulta es rara. Objetivo: Presentar un caso de oclusión intestinal mecánica por banda de Ladd en el adulto asociada a síndrome velocardiofacial. Presentación del caso: Paciente femenina de 32 años de edad con antecedentes de síndrome velocardiofacial, gastritis, enfermedad por reflujo gastroesofágico, estreñimiento y cuadro catarral la semana anterior al inicio del cuadro; ingresa tras cuadro de 7 días de dolor abdominal a predomino de cuadrante inferior izquierdo, fiebre de 38° a 38,5° C y vómitos posprandiales.

Su evolución inicia con cuadro de oclusión intestinal mecánica, por lo que se realiza tratamiento quirúrgico; se encuentra oclusión por hernia interna a punto de partida de banda de Ladd por malrotación intestinal.

Abstract: Introduction: Intestinal malrotation is due to an anomaly of intestinal rotation during fetal development; its presentation in adult life is rare. Objective: to present a case of mechanical intestinal obstruction due to Ladd's band in adults associated with velocardiofacial syndrome. Case presentation: A 32-year-old female patient with a history of velocardiofacial syndrome, gastritis, gastroesophageal reflux disease, constipation and catarrhal symptoms the week before the onset of symptoms, was admitted after 7 days of abdominal pain predominantly in the lower quadrant. left, fever of 38°-38.5° and postprandial vomiting.

Its evolution began with symptoms of mechanical intestinal occlusion, for which surgical treatment was performed; it was found finding occlusion due to internal hernia at the starting point of Ladd's band due to intestinal malrotation.

INTRODUCCIÓN

La malrotación intestinal es una afección poco frecuente en el adulto. Es debida a una anomalía de la rotación intestinal durante el desarrollo fetal; su presentación en la vida adulta es rara.[1]

Se distinguen 2 formas clínicas fundamentales: 1) aguda, en forma de abdomen agudo por oclusión intestinal mecánica; y 2) crónica, con dolor abdominal crónico asociado a otros síntomas como vómitos, estreñimiento o dispepsia. Su diagnóstico en el adulto es poco frecuente y, por lo general, ocurre como hallazgo quirúrgico o imagenológico.[1, 2]

El síndrome de deleción 22q11 consiste en una agrupación variable de características fenotípicas secundarias a la pérdida del material genético localizado en la banda 22q11.2. Abarca varios síndromes relacionados con la misma etiología, con anomalías superpuestas, entre ellas el síndrome de DiGeorge y el síndrome velocardiofacial.[3]

En el presente caso, la paciente ya presentaba diagnóstico y seguimiento desde su nacimiento de síndrome velocardiofacial. Este síndrome se relaciona principalmente con alteraciones del macizo facial y alteraciones del desarrollo psicomotor y anomalías cardiovasculares e inmunológicas[3] que no eran constatadas en la paciente. A pesar de que no forma parte de sus alteraciones clásicas, se puede asociar con la malrotación intestinal[3].

PRESENTACIÓN DE CASO

Paciente femenina de 32 años con antecedentes de síndrome velocardiofacial, gastritis, enfermedad por reflujo gastroesofágico, estreñimiento y cuadro catarral la semana anterior al inicio del cuadro; ingresó tras cuadro de 7 días de dolor abdominal a predomino de cuadrante inferior izquierdo, fiebre de 38° a 38,5° C y vómitos posprandiales. Previamente, había acudido varias veces a servicio médico y fue tratada con analgesia y antieméticos con mejoría parcial, pero sin resolución del cuadro.

Tras su ingreso hospitalario por parte de servicio de nefrología con diagnóstico presuntivo de pielonefritis aguda, en el examen físico presentaba ligera distensión de hipogastrio con leve dolor a la palpación, sin datos de irritación peritoneal. La radiografía de abdomen inicial mostraba un asa central con 2 pequeños niveles hidroaéreos y la tomografía de abdomen con contraste endovenoso, dilatación de asas delgadas y adenopatías mesentéricas.

En su segundo día de ingreso presentaba aumento de la distensión abdominal asociado a dolor y no expulsión de gases por el recto. A través de radiografía de abdomen simple de pie se comprobó la presencia de signos de oclusión intestinal de intestino delgado. Se decidió anunciar para tratamiento quirúrgico con diagnóstico de oclusión intestinal mecánica.

Se realizó laparotomía y se detectó la presencia de hernia interna a partir del epiplón que interesaba segmento de asa delgada sin compromiso vascular a nivel de fosa iliaca izquierda con dilatación proximal a este punto (Figura 1).

Se liberó la hernia y se comprobó que el asa correspondía al íleon terminal, próximo a la válvula ileocecal. El ciego se encontraba del lado izquierdo de la cavidad abdominal. Continuó la exploración y se observó ausencia total de medios de fijación del colon, encontrándose el mismo libre en toda su extensión (Figura 2). Se identificaron gran cantidad de adenopatías mesentéricas de aspecto inflamatorio (Figura 3), estómago tubular y duodeno en forma de V. Se comprobó origen de inserción cefálico de banda de Ladd a nivel duodenal (Figura 4).

DISCUSIÓN

A pesar de que preoperatoriamente nunca se diagnosticó con malrotación intestinal, la paciente sí presentaba síntomas sugerentes de la forma crónica de la misma como la gastritis y el estreñimiento, que por su baja especificidad no contribuyeron al diagnóstico.

Las hernias internas implican la herniación de vísceras hacia un compartimento abdominal a través de un defecto en el mesenterio o peritoneo. La hernia puede ocurrir a través de estructuras anatómicas normales o de defectos patológicos secundarios a anomalías congénitas, inflamación, traumatismo o cirugía.[4]

Las hernias internas son una causa poco frecuente de oclusión intestinal mecánica: representan del 0,2 al 0,9 de los casos. En la presencia de pacientes con malrotación intestinal debida a la disposición anómala de las estructuras y los medios de fijación, su frecuencia aumenta.[4, 5] Las bandas de Ladd son poco frecuentes y se asocian a anomalías de la inserción de las asas intestinales durante la rotación intestinal.[6]

La coexistencia de dos afecciones de baja prevalencia en el adulto como la oclusión por hernia interna —que es en muchos casos es de difícil diagnóstico— y la variación de la posición normal de las vísceras del sistema digestivo en relación con la malrotación intestinal condiciona una presentación clínica anómala y retrasos en el tratamiento quirúrgico.[5, 6-8]

CONCLUSIONES

En los pacientes adultos jóvenes sin antecedentes de cirugía previa con cuadros de dolor abdominal inespecífico que presenten anomalías congénitas, debe mantenerse una alta sospecha de causas poco frecuente de oclusión como las hernias internas asociadas o no a malrotación intestinal para evitar retrasos del tratamiento quirúrgico.

CONFLICTO DE INTERESES

Los autores declaran que no existen conflictos de interés.

FINANCIACIÓN

No existe financiación externa, salvo la aportada por los recursos hospitalarios en la atención a los pacientes.

FIGURAS

Figura 1. Hernia interna

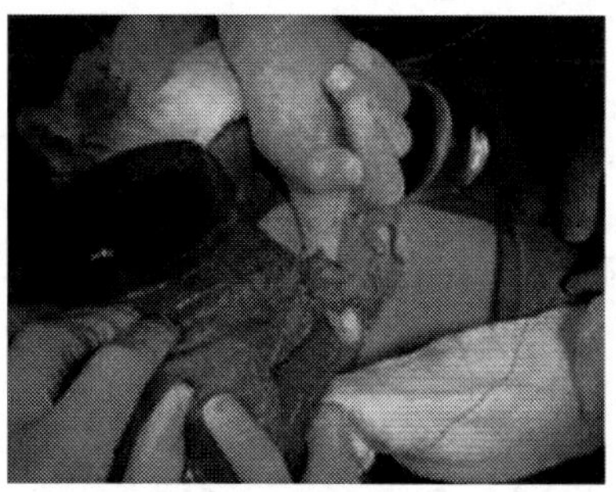

Figura 2. Colon sin medios de fijación

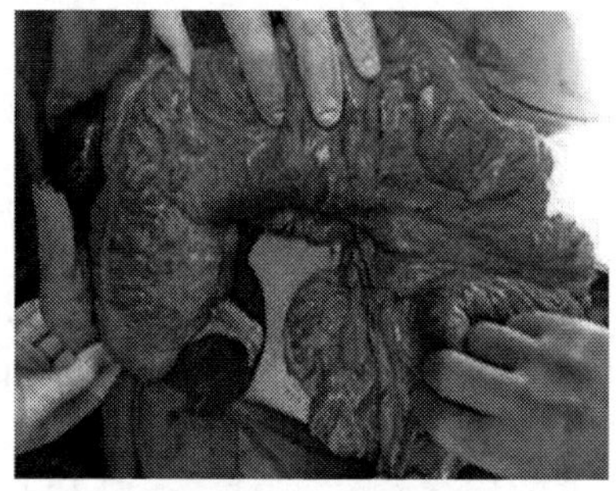

Figura 3. Adenopatías mesentéricas

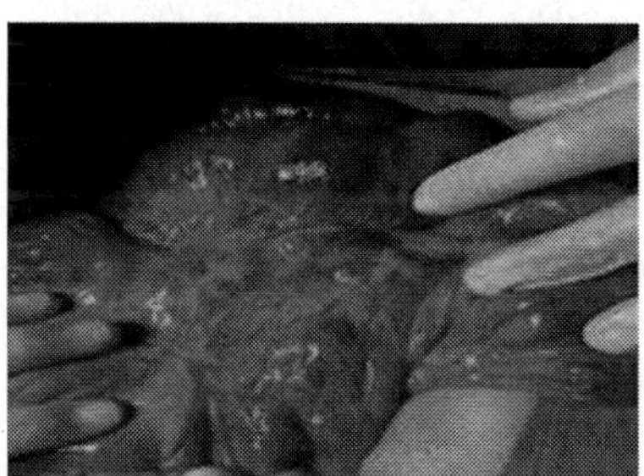

Figura 4. Banda de Ladd originada a nivel de duodeno

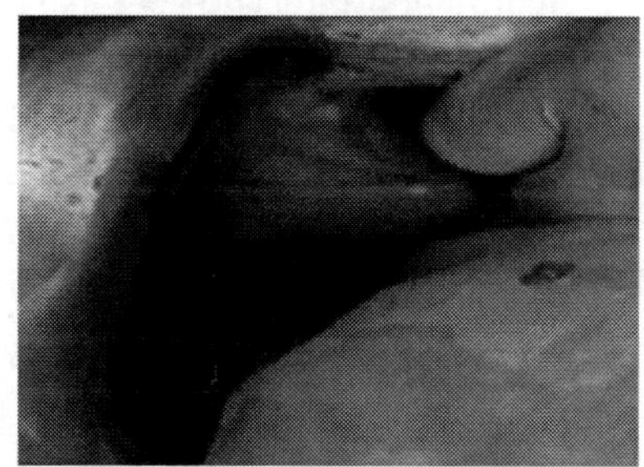

Fuente: archivo del autor

REFERENCIAS BIBLIOGRÁFICAS

1. Roldán P, Serrano Borrero I, Merlo Molina S, Herrera Gutiérrez L, Muñoz Pozo F. Malrotación intestinal en el adulto: diagnóstico incidental.

RAPD Online. 2021; 44(4):142-44. Disponible en: https://www.sapd.es/rapd/2021/44/4/03

2. Guerrero Vázquez J. Malrotación intestinal. [Monografía en Internet] Guerrero-Fdez J: Web Pediátrica. 2011. Disponible en: http://www.webpediatrica.com/casosped
3. Vázquez JM, Docobo F, Martínez A, Olano MC. Malrotación intestinal en pacientes adultos. Serie de 12 casos y revisión de la literatura. Cir Andal. 2006; 17:195-198. Disponible en: https://www.asacirujanos.com/documents/revista/pdf/2006/2006-vol17-n4
4. Ramírez Cheyne J, Forero Forero JV, González Teshima LY, Madrid A, Saldarriaga W. Síndrome de deleción 22q11: bases embriológicas y algoritmo diagnóstico. Rev. Colomb. Cardiol. 2016; 23(5):443-52. Disponible en: https://pesquisa.bvsalud.org/portal/resource/pt/biblio-959908
5. Sharif F, Sander PS, Sharif A. Closed loop obstruction from epiploic appendage adhesion mimicking pericecal internal hernia. 2018: 4767516. Disponible en: https://pubmed.ncbi.nlm.nih.gov/30345139/
6. Kelahan L, Menias CO, Chow L. A review of internal hernias related to congenital peritoneal fossae and apertures. Abdom Radiol. 2021; 46(5):1825-36. Disponible en: https://pubmed.ncbi.nlm.nih.gov/33128101/
7. Børgager M, Zinther NB. Internal herniationand ileus caused by intestinal malrotation and Ladd's band in an adult. Ugeskr. Laeg. 2021; 183(51). Disponible en: https://pubmed.ncbi.nlm.nih.gov/34981733/
8. García Nieto R, Amador Miranda B, Mendoza Celis B. Malrotación intestinal en adulto de 50 años. Reporte de caso. Cir Gen. 2022; 44(1):44-9. Disponible en: https://www.scienceopen.com/document?vid=53e0501f-e29c-4aee-b41e-e3c4ba5a2241
9. Pérez Lázaro, R, Simal Fernández, J, Garzón Ruiz, J, Fuente Yarnoz, T, Cuello Ferrero, J., Alaejos Pérez, M. I., Poch Ariadna, A., et al. Malrotación intestinal en adultos y sus complicaciones: principales hallazgos radiológicos. Seram. 2022; 1(1). Disponible en: https://www.piper.espacio-seram.com/index.php/seram/article/view/8907

Enfermedad tumoral sincrónica de riñón y páncreas

Synchronous tumor disease of kidney and pancreas

Raquel López Peregrino
Ivan Ulises Palacios Morejón
Josué Vázquez Arizmendi
Hospital Docente Clínico Quirúrgico Hermanos Ameijeiras, La Habana, Cuba

Resumen: Introducción: La neoplasia maligna múltiple puede estar presente en toda la economía del organismo; existen criterios históricos establecidos que continúan vigentes para definir este padecimiento oncológico, entre los que destaca la presencia de histologías distintas de dos o más lesiones, como el tiempo en meses que convergen. Objetivo: Informar a la comunidad científica de un caso atendido en el servicio de cirugía general que resulta interesante por su rareza, por el desafío diagnóstico que supone y porque los datos sobre el mismo pueden constituir un aporte relevante para la comunidad médica. Conclusión: Las neoplasias malignas múltiples son sincrónicas y metacrónicas; el diagnóstico es un desafío importante, ya que pueden presentarse en cualquier órgano y sistema; el tratamiento es individualizado y multidisciplinario; el adenocarcinoma de páncreas es de mal pronóstico y, aunado al carcinoma renal de células claras, podría tener un desenlace aún más desfavorable.

Abstract: Introduction: Multiple malignant neoplasia can be present throughout the body's economy; there are established historical criteria that remain in force to define this oncological condition, of which the presence of histologies other than two or more lesions stands out, such as the time in months that converge. Objective: To inform the scientific community of an interesting case treated in the general surgery service, due to its rarity, the diagnostic challenge and the contribution that these data can make to the medical community. Conclusion: Multiple malignant neoplasms are synchronous and metachronous; diagnosis is an important challenge since they can occur in any organ and system; treatment is individualized and multidisciplinary, pancreatic adenocarcinoma has a poor prognosis and if it's coupled with clear cell renal carcinoma, could lead to an even more unfavorable outcome.

INTRODUCCIÓN

En 1930, Warren y Gates definieron en estos términos los criterios de neoplasia maligna primaria multiple (NMPM): diagnóstico histológico de malignidad en dos o más tumores, histología distinta y descarte de que se deban a metástasis. Es decir, en esta entidad el paciente presenta dos tumores distintos.[1] Por la temporalidad, pueden ser sincronicos y metacrónicos. Los primeros son aquellos que se diagnostican al mismo tiempo o dentro de los primeros seis meses y los segundos aquellos que son diagnosticadas con una diferencia de seis meses o más tiempo.[1, 2] Los pacientes con un tumor primario tienen un 8% de riesgo mayor de presentar un segundo tumor primario.[3]

El adenocarcinoma de páncreas es una de las neoplasia con pobre pronostico debido a que en el momento del diagnóstico la enfermedad ya está en una fase avanzada. Se encuentra dentro de las primeras causas de muerte por cáncer y se ha pronosticado que será la segunda causa por enfermedad neoplásica en 2030.[4] La mayoría de los casos, casi el 80%, se presentan de forma esporádica, y el 20% restante se deben a componentes familiares y genéticos; se identifican multilples factores de riesgo, entre ellos la diabetes, la obesidad y la pancreatitis.[4] El tipo celular de tumores renales mas frecuente corresponde al de células claras (un 90%), es mas frecuente en hombres (relación 1,5:1) y tiene mayor incidencia a partir de la sexta década de la vida.[4] Los factores de riesgo relacionado son la obesidad, el tabaquismo y la hipertensión arterial, la presentación clínica es variables desde casos asintomáticos y sintomáticos, sin embargo, la presentación clásica se caracteriza por dolor en lecho renal, hematuria visible y tumoración abdominal.[5] El tratamiento es multidisciplinario e individualizado, y puede tener fines curativos o paliativos. Dependiendo del estado en que se encuentre la enfermedad, será sistémico y/o quirúrgico.[4, 5]

PRESENTACIÓN DE CASO

Presentamos el caso de un paciente masculino de 61 años de edad con antecedente personal patológico de asma bronquial, sin antecedentes heredofamiliares, e historial quirúrgico de funduplicatura por acalasia y hernioplastia inguinal. Ingresó por pérdida progresiva de peso de aproximadamente 9 kg en los últimos 3 meses y pérdida de apetito; en el mes previo a su ingreso, inició con epigastralgia seguida de íctero, coluria e hipocolia.

Estudios complementarios:

Los marcadores tumorales se reportaron en cifras normales: antígeno carbohidratado 19-9 en 18.26 U/mL; valor de referencia de 0-39 U/mL; antígeno carcinoembrionario en 2.59 ng/mL; valor de referencia de 0-4 ng/mL; y antígeno prostático en 3.84 ng/mL; valor de referencia de 0-4 ng/mL.

Los estudios de imagen evidenciaron tumores en cabeza de páncreas y riñón derecho (Figuras 1 y 2).

Se realizó CPRE con colocación de endoprótesis (Figura 3). En ese mismo ingreso, se realizó *trucut* de lesión de páncreas, que se complicó con hemoperitoneo, por lo que el paciente fue llevado a salón de operaciones para realizar laparotomía de urgencia, lográndose hemostasia de vaso sangrante. Fue dado de alta para su recuperación.

Reingresó nuevamente para tratamiento quirúrgico.

Durante el transoperatorio no se evidenció metástasis hepática ni carcinomatosis peritoneal, hacia raíz de mesocolon se observó lesión granulomatosa, cuya biopsia por congelación resultó negativa; asimismo, se observó lesión tumoral renal y tumor de cabeza de páncreas, y se realizó pancreatoduodenectomia cefálica por técnica de Whipple con nefrectomía derecha.

El seguimiento posoperatorio se llevó a cabo de acuerdo con los protocolos institucionalizados para estos pacientes, que mostró evolución favorable hasta su egreso.

El estudio histopatológico confirmó los siguientes extremos:

Páncreas: adenocarcinoma mucoproductor moderadamente diferenciado de conductos pancreáticos con infiltración de la mucosa duodenal y grasa peripancreática. Proceso inflamatorio xanto granulomatoso con necrosis extensa y fibrosis con granulomas residuales a cuerpo extraño (hilos de sutura).

Riñón: carcinoma renal de células claras con grado nuclear 2, y áreas de necrosis, hemorragia y degeneración quística que mide 3 cm en su diámetro mayor, sin infiltración de la cápsula. Nefrosis colémica del riñón peritumoral.

DISCUSIÓN

La identificación de neoplasias malignas primarias múltiples es un desafío de gran relevancia para llegar al diagnostico y aplicar un tratamiento oportuno y adecuado. La identificación precisa tanto de cada lesión como de su estirpe histológica determinara la conducta medica y el pronostico del paciente.

CONCLUSIONES

La neoplasia maligna primaria múltiple representa un reto diagnóstico debido a la necesidad de distinguir entre metástasis y tumor primario verdadero, diferenciación que se logra mediante el estudio histopatológico y el tiempo de presentación. Esta condición puede estar presente en toda la economía del cuerpo y, por consiguiente, conlleva un universo de posibles enfermedades. El adenocarcinoma pancreático es conocido por su mal pronóstico. Casi siempre, el diagnóstico es tardío, lo que limita la conducta terapéutica. Existe múltiples factores de riesgo, entre ellos la pancreatitis, la diabetes y obesidad, que deben atenderse mediante acciones de prevención. Algunos de estos factores se encuentran también en el carcinoma renal; en esta neoplasia predomina la estirpe histológica de células claras y es más frecuente en los hombres, como es el caso que presentamos. En ambas entidades nosológicas, el tratamiento es multidisciplinario e individualizado, con terapia tanto sistémica como quirúrgica dependiendo del estadio de la enfermedad.

CONFLICTO DE INTERESES

Los autores declaran que no existen conflictos de interés.

FINANCIACIÓN

No existe financiación externa, salvo la aportada por los recursos hospitalarios en la atención a los pacientes.

FIGURAS

Figura 1. Se observa lesión renal derecha

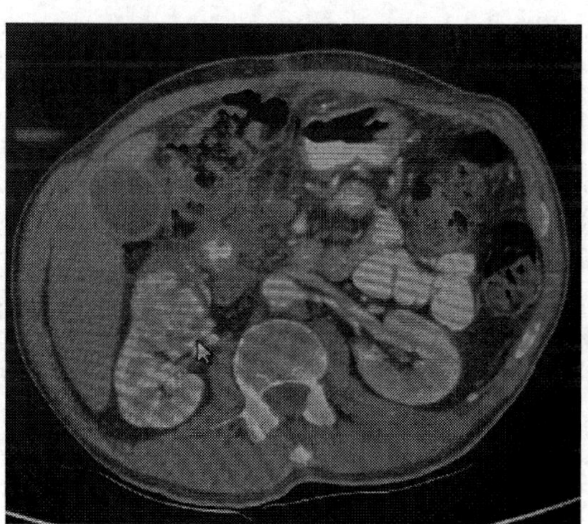

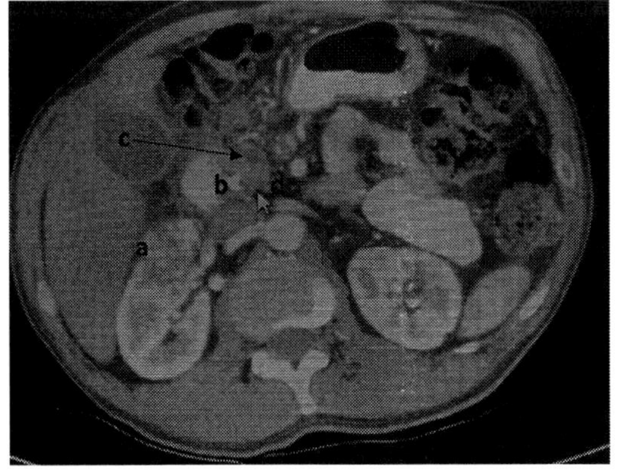

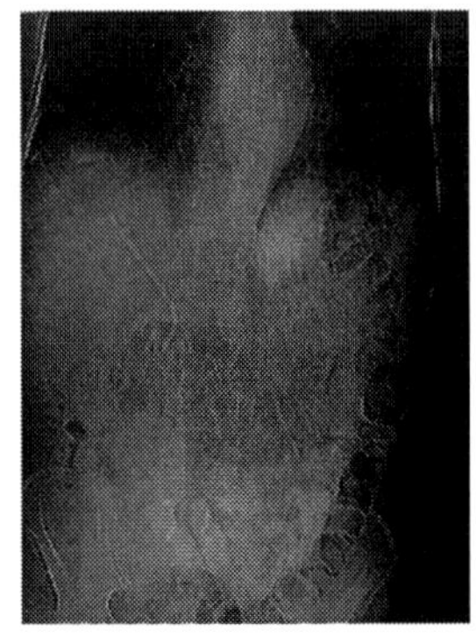

REFERENCIAS BIBLIOGRÁFICAS

1. Ladrón de Guevara D, Quera R, Rozas S, Schacher S, Reyes JM, Pardo C, et al. Cáncer sincrónico y metacrónico detectado con PET/CT en población oncológica. Rev Med Chile. 2017; 145(11):1421-8. Disponible en: https://www.scielo.cl/scielo.php?script=sci_arttext&pid=S0034-98872017001101421
2. Warren S, Gates O. Multiple primary malignant tumors. A survery of literature and statistical study. Am J Cancer. 1932; 16:1358-1414
3. Santander G, Lombardo K, Rodríguez R. TUMORES MULTIPLES Análisis de 25 casos RESUMEN. Salud mil. 2006 [citado el 24 de julio de 2024]; 28(1):73-80. Disponible en: https://www.dnsffaa.gub.uy/media/images/8-pag-73-a-80-tumores-multiples.pdf
4. Daza M, Betancourt C, Vásquez J, Rivas A. Carcinoma renal de células claras: a propósito de un caso y revisión de la literatura. Bol méd postgrado. 2019 [citado el 24 de julio de 2024]; 35(1):16-20. Disponible en: https://pesquisa.bvsalud.org/portal/resource/pt/biblio-1120633
5. Quiroga Matamoros W, Fernandez F, Citarella Otero D, Rangel J, Estrada Guerrero A, Patiño ID. Guía de manejo del carcinoma de células renales. Rev. urol. colomb. 2016; 25(2):169-89. Disponible en: https://www.elsevier.es/es-revista-urologia-colombiana-398-articulo-guia-manejo-del-carcinoma-celulas-S012078 9X16000344

Hepatectomía izquierda por enfermedad de Caroli

Left hepatectomy for Caroli's disease

Iván Ulises Palacios Morejón
Milton Manuel Sánchez García
Celia Madarro Capó
Hospital Docente Clínico Quirúrgico Hermanos Ameijeiras, La Habana, Cuba

Resumen: Introducción: La enfermedad de Caroli fue descrita por primera vez en 1958 por Jacques Caroli. Tiene una incidencia muy baja y en muchos casos su diagnóstico puede ser demorado. Actualmente está incluida en el grupo V de la clasificación de enfermedades quísticas del tracto biliar de Todani. En su presentación se pueden distinguir dos entidades clínicas: la enfermedad de Caroli, en la que la insuficiencia hepática congénita se limita a la dilatación quística, y el síndrome de Caroli, en el que coexiste la fibrosis hepática congénita. La enfermedad de Caroli es menos común que el síndrome de Caroli, y ambos son extremadamente raros, con una prevalencia aproximada de menos de un caso por cada millón de habitantes. Objetivo: Presentar un caso de enfermedad de Caroli unilobar la cual fue tratada con hepatectomía izquierda con intención curativa. Presentación del caso: Se presenta el caso de una paciente femenina de 49 años con antecedentes de dolor crónico en hipocondrio izquierdo que, tras el estudio del síndrome ictérico, se diagnosticó como enfermedad de Caroli. Como tratamiento quirúrgico, se le practicó la hepatectomía izquierda. Conclusiones: La enfermedad de Caroli debe ser tenida en cuenta en pacientes que presenten dolor crónico en hipocondrio izquierdo asociado a factores como riñones poliquísticos o enfermedad litiásica de la vía biliar; el tratamiento de elección será la cirugía de acuerdo con la extensión de la enfermedad a nivel hepático.

Abstract: Introduction: Caroli's disease was first described in 1958 by Jacques Caroli. It has a very low incidence and its diagnosis can be delayed in many cases. It is currently included in group V of Todani's classification of cystic diseases of the biliary tract. In its presentation, two clinical entities can be distinguished, Caroli's disease in which congenital liver failure is limited to cystic dilation and Caroli's syndrome in which congenital liver fibrosis coexists. Caroli's disease is less common than Caroli's syndrome, and both are extremely rare, with an approximate prevalence of less than one case per a million inhabitants. Objective: To present a case of unilobar Caroli's disease which was treated with left hepatectomy with curative intent. Case presentation: The case of a 49-year-old female patient with a history of chronic pain in the left hypochondrium is presented, which after the study of the jaundice syndrome was diagnosed as Caroli's disease. Left hepatectomy was performed as surgical treatment. Conclusions: Caroli's disease should be considered in patients who present chronic pain in the left hypochondrium associated with factors such as polycystic kidneys or bile duct stone disease and the treatment of choice will be surgery according to the extent of the disease at the hepatic level.

INTRODUCCIÓN

La enfermedad de Caroli, también conocida como ectasia cavernosa comunicante congénita del árbol biliar, es un trastorno hereditario poco común que implica dilatación segmentaria de grandes conductos biliares intrahepáticos.[1] Fue descrita por Jacques Caroli en 1958 como una dilatación sacular, segmentada o fusiforme de los ductos biliares intrahepáticos.[2] Actualmente está incluida en el grupo V de la clasificación de enfermedades quísticas del tracto biliar elaborada por Todani.[3]

Se pueden distinguir dos entidades clínicas: la enfermedad de Caroli, en la que la insuficiencia hepática congénita se limita a la dilatación quística, y el síndrome de Caroli, en el que coexiste la fibrosis hepática congénita.[3]

La enfermedad de Caroli es menos común que el síndrome de Caroli, y ambos son extremadamente raros, con una prevalencia aproximada de menos de un caso por cada millón de habitantes.[3] En la enfermedad de Caroli, la insuficiencia hepática congénita se limita al desarrollo de quistes y son frecuentes el dolor abdominal en el hipocondrio derecho, la ictericia obstructiva y la colangitis.[4] En el síndrome de Caroli, la enfermedad quística coexiste con fibrosis hepática primaria o congénita, y se presenta con clínica de insuficiencia hepática e hipertensión portal.[3, 4]

Se presenta un caso de enfermedad de Caroli unilobar que fue tratada con hepatectomía izquierda con intención curativa.

PRESENTACIÓN DE CASO

Paciente femenina de 49 años con antecedentes dolor crónico hipocondrio derecho de larga data; a los 25 años se le practicó colecistectomía por litiasis vesicular. Se encontraba en estudio por dolor abdominal asociado a cuadros de colangitis, con diagnóstico de coledocolitiasis hasta ese momento. Se realiza diagnóstico de enfermedad de Caroli limitada al lóbulo hepático izquierdo al realizarse ecoendoscopia y encontrar asociadas múltiples litiasis coledocianas e intrahepáticas y gran dilatación sacular del hemihígado izquierdo, resultado que fue comprobado por colangiorresonancia (Figura 1).

Se decidió realización de tratamiento quirúrgico. Durante el acto operatorio, se encontró un hígado izquierdo multinodular (Figura 2) con lesiones de consistencia firme, cara posterior del mismo lóbulo que impresionaba infiltración de la curvatura mayor y cuerpo gástrico, en conjunto con una lesión peritoneal, múltiples adenopatías alrededor del ligamento hepatoduodenal cuyo tamaño oscilaba entre 2 y 4 cm, y ascitis de moderada cuantía. Ante la sospecha de enfermedad maligna, se decidió tomar biopsia de la lesión peritoneal hepática y de una de las adenopatías (Figura 3).

La biopsia posoperatoria reportó:

- Hígado: fragmento de tejido hepático con proceso inflamatorio fibroesclerosante con zonas de necrosis, ectasia y fibrosis de conductos biliares, esclerosis vasculares y granulomas a cuerpo extraño alrededor de tapones biliares. Compatible con enfermedad de Caroli en estadio fibrótico o reparativo. Sin evidencia de malignidad.
- Peritoneo parietal: proceso inflamatorio crónico granulomatoso con abundantes eosinófilos.
- Adenopatía: linfadenitis crónica hiperplásica con hiperplasia folicular.

Considerando estos resultados, se decidió reingresar a la paciente para hepatectomía izquierda. Se realizó movilización hepática y, al separar la cara posterior del lóbulo izquierdo en contacto con el estómago, se descubrió trayecto fistuloso que comunicaba el árbol biliar con el lumen gástrico (Figura 4), y se constató la presencia de pequeñas litiasis en su trayecto. La hepatectomía resultó trabajosa debido a la intensa fibrosis hepática y la gran dilatación de los conductos de los segmentos izquierdos (Figura 5). Se extrajeron gran cantidad de litos de gran tamaño de la vía biliar principal (Figura 6).

DISCUSIÓN

La enfermedad de Caroli es infrecuente, por lo que en muchos casos suele pasar desapercibida durante largos periodos de tiempo.[5, 6] En el presente caso, se manifestó a forma de dolor crónico en hipocondrio derecho de larga data y el diagnóstico se realizó porque la paciente presentaba ictericia obstructiva similar a la que encontramos reportada por varios autores.[2, 3, 6, 7]

La presencia de episodios de colangitis a repetición condicionó una respuesta inflamatoria que se vio reflejada en la formación de nódulos de fibrosis del peritoneo en contacto con el hígado, adenomegalias y formación de fístula hepato-bilio-gástrica, hallazgos que en la primera intervención hicieron pensar en la presencia de un colangiocarcinoma insertado sobre la enfermedad de Caroli[8], cuya incidencia estimada oscila entre el 2,7% y el 37,5% de los pacientes.[9]

Se encuentra normado internacionalmente que la afectación de ambos lóbulos hepáticos constituye indicación de trasplante hepático; en caso de que sea unilobar, la resección lobar brinda buenos resultados a largo plazo y suele ser curativa.[3, 4, 10, 11] Por tanto, en este caso la intervención realizada fue una hepatectomía izquierda en busca del mayor beneficio para la paciente.

CONCLUSIONES

La enfermedad de Caroli debe ser tomada en consideración en pacientes que presenten dolor crónico en hipocondrio izquierdo asociado a factores como riñones poliquísticos o enfermedad litiásica de la vía biliar. El tratamiento de elección será la cirugía en función de la extensión de la enfermedad a nivel hepático.

CONFLICTO DE INTERESES

Los autores declaran que no existen conflictos de interés.

FINANCIACIÓN

No existe financiación externa, salvo la aportada por los recursos hospitalarios en la atención a los pacientes.

FIGURAS

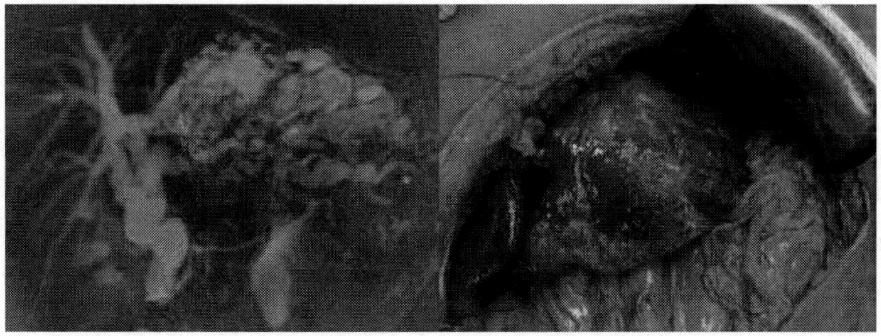

Figura 1. Colangiorresonancia

Figura 2. Hígado izquierdo nodular

Figura 3. Adenopatía del ligamento Figura 4. Fístula bilio-gástrica hepatoduodenal

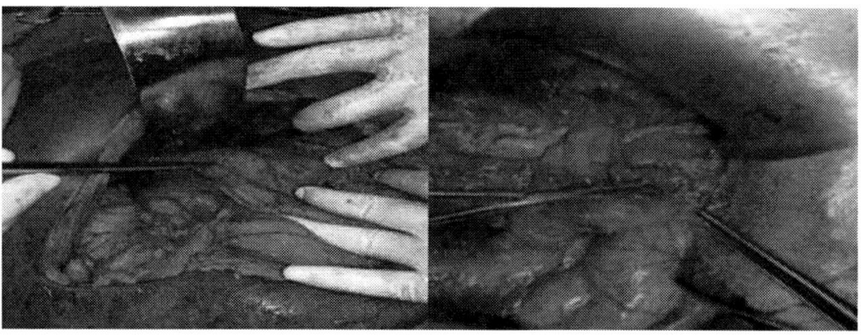

Figura 5. Conducto intrahepático Figura 6. Litiasis intrahepáticas dilatado

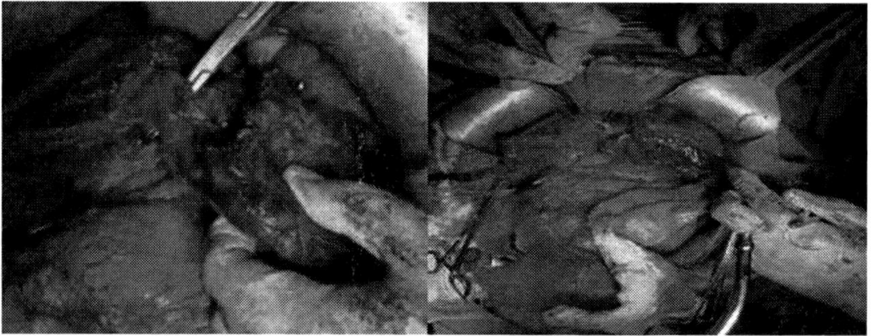

Fuente: archivo del autor

REFERENCIAS BIBLIOGRÁFICAS

1. Umar J, Kudaravalli P, John S. Caroli disease. StatPearls. StatPearls Publishing. 2023. Disponible en: https://www.ncbi.nlm.nih.gov/books/NBK513307/
2. Vacca Carvajal BF, Vásquez Iles JM, Rangel Pereira MG, LJ VR. Enfermedad de Caroli: revisión sistemática de la literatura. Rev Colomb Gastroenterol. 2021; 36(2):180-90. Disponible en https://revistagastrocol.com/index.php/rcg/article/view/612
3. Cabral Correia P, Morgado B. Caroli's disease as a cause of chronic epigastric abdominal pain: two case reports and a brief review of the literatu-

re. Cureus. 2017; 9(9):e1701. Disponible en: https://www.ncbi.nlm.nih.gov/pmc/articles/PMC5690396/

4. EASL Clinical Practice Guidelines on the management of cystic liver diseases. J Hepatol. 2022; 77(4):1083-108. Disponible en: https://pubmed.ncbi.nlm.nih.gov/35728731/
5. Prasad SK, Mehta SK, Poddar A. A rare case of Caroli's syndrome. Int J Appl Basic Med Res. 2021; 11(3):195-7. Disponible en: https://pubmed.ncbi.nlm.nih.gov/34458125/
6. Almohtadi A, Ahmed F, Mohammed F, Sanhan M, Ghabisha A, Al-Moliki L. Caroli's disease incidentally discovered in a 16-year-old female: a case report. Pan Afr Med J. 2022; 41:204. Disponible en: https://pubmed.ncbi.nlm.nih.gov/35685111/
7. Jiang L, Shu J, Yu Z. Repeated epigastric pain caused by Caroli's disease. Asian J Surg. 2022; 45(7):1432-3. Disponible en: https://pubmed.ncbi.nlm.nih.gov/35256258/
8. Miyamoto S, Ishii Y, Serikawa M, Tsuboi T, Tsushima K, Nakamura S, et al. A case of Caroli's disease associated with intrahepatic cholangiocarcinoma. Jpn J Gastroenterol. 2022; 119(7):674-82. Disponible en: https://pubmed.ncbi.nlm.nih.gov/35811125/
9. Fahrner R, Dennler SG, Inderbitzin D. Risk of malignancy in Caroli's disease and syndrome: A systematic review. World J Gastroenterol. 2020; 26(31):4718-28. Disponible en: https://www.ncbi.nlm.nih.gov/pmc/articles/PMC7445861/
10. Fahrner R, Dennler SGC, Dondorf F, Ardelt M, Rauchfuss F, Settmacher U. Liver resection and transplantation in Caroli's disease and syndrome. J Visc Surg. 2019; 156(2):91-5. Disponible en: https://pubmed.ncbi.nlm.nih.gov/29929811/
11. Yamaguchi T, Cristaudi A, Kokudo T, Uldry E, Demartines N, Halkic N. Surgical treatment for monolobular Caroli's disease – Report of a 30-year single center case series. BioScience. 2018; 12(4):426-31. Disponible en: https://pubmed.ncbi.nlm.nih.gov/30146617/

Lobectomía pulmonar inferior derecha por aspiración de un cuerpo extraño de larga evolución

Right lower lobe lobectomy due to aspiration of a foreign body of long evolution

Josué Vázquez Arizmendi
Kymani Pérez García
Javier Pérez Palenzuela
José María Díaz Calderín
Hospital Docente Clínico Quirúrgico Hermanos Ameijeiras, La Habana, Cuba
Autor para correspondencia: dr.josueva@gmail.com

Resumen: Introducción: La aspiración accidental de un cuerpo extraño en el tracto respiratorio puede presentarse como un cuadro de dificultad respiratoria leve o como un cuadro agudo que ponga en riesgo la vida del enfermo. Su incidencia es baja en edad adulta, el diagnóstico oportuno es fundamental y el tratamiento de elección es el endoscópico. Objetivo: Presentar el caso clínico de un paciente con diagnóstico de cuerpo extraño en árbol bronquial derecho de cinco años de evolución que durante este tiempo presentó infecciones respiratorias recurrentes. Caso clínico: Paciente masculino de 52 años que presentó una aspiración accidental de un hueso cuando ingería alimentos, percance que ocasionó episodios de tos recurrente y requirió múltiples procederes broncoscópicos infructuosos. Conclusiones: La aspiración de cuerpo extraño en la edad adulta es infrecuente; el diagnóstico temprano y tratamiento endoscópico oportuno son fundamentales. Por el contrario, la evolución prolongada puede conllevar la necesidad de un abordaje quirúrgico.

Abstract: Introduction: Accidental aspiration of a foreign body in the respiratory tract can present as mild respiratory distress or one that puts the patient's life at risk. Its incidence is low in adulthood, timely diagnosis is essential and the treatment of choice is endoscopic. Objective: To present the clinical case of a patient with a diagnosis of foreign body in the right bronchial tree of five years of evolution, who during this time presented recurrent respiratory infections. Clinical case: 52-year-old male patient who had accidental aspiration of a bone when eating food, incident that caused episodes of recurrent coughing and required multiple unsuccessful bronchoscopic procedures. Conclusions: Foreign body aspiration in adulthood is uncommon, early diagnosis and timely endoscopic treatment are essential. On the contrary, prolonged evolution may lead to the need for a surgical approach.

INTRODUCCIÓN

La aspiración de cuerpo extraño (CE) es la presencia normalmente accidental de un objeto orgánico o inorgánico en la vía respiratoria —laringe, tráquea o bronquios— que afecta la mecánica ventilatoria.[1] Es más frecuente en varones en edad pediátrica; en este grupo etario es una de las primeras causas de muerte por asfixia en este grupo. Su incidencia es baja en edad adulta.[1, 2] En más de la mitad de los casos, el sitio más afectado por CE es el bronquio derecho.[2] El diagnóstico se realiza mediante interrogatorio y se acompaña de estudios de imágenes y endoscópicos. Algunos síntomas son: estridor, dificultad respiratoria y fiebre, confundiéndose en ocasiones con cuadros respiratorios infeccioso o asmáticos.[1, 2] Los estudios radiológicos orientan a la localización y características del objeto.[3] En la radiografía de tórax y cuello, casi el 20% de los CE son radiopacos y pueden observarse signos indirectos como enfisema obstructivo, atelectasia y condensación inflamatoria.[1, 3] El diagnostico tardío dificulta los estudios endoscópicos por el edema y los granulomas que se generan, provocando un procedimiento laborioso e incluso fallido con riesgo de sangrado.[2, 4] El tratamiento de elección en la mayoría de los casos es la broncoscopía, siendo este un proceder diagnóstico y terapéutico; pocos casos requieren tratamiento quirúrgico.[4]

PRESENTACIÓN DE CASO

Paciente masculino de 52 años con antecedentes de hipertensión arterial controlada que cinco años atrás había aspirado un hueso durante la deglución. En ese momento presentó episodio de tos que cedió espontáneamente, evento al que no le atribuyó importancia.

Pasado un mes, presentó cuadros respiratorios infecciosos que después se hicieron recurrentes: por ello, recibió tratamiento antibiótico en varias ocasiones. A los tres años del evento presentó un cuadro de neumonía basal derecha confirmada por estudio tomográfico; por primera vez se sospechó de la presencia de un CE y se decidió realizar procedimiento broncoscópico para extraer el objeto. La extracción se intentó en tres ocasiones sin éxito.

Al realizar Tomografía Axial Computarizada (TAC), se reportó un cuerpo extraño calcificado en rama bronquial inferior derecha de aproximadamente 7 mm de diámetro, con atelectasia del segmento apical del lóbulo inferior derecho, sin derrame pleural ni otras alteraciones pleuro-pulmonares o mediastinales (Figura 1).

El abordaje broncoscópico realizado reportó el bronquio derecho estenosado, con reacción granulomatosa por CE, sin que la extracción fuera efectiva.

Se decidió entonces tratamiento quirúrgico con el objetivo de extraer y eliminar el foco infeccioso. Se realizó lobectomía inferior derecha, dentro del bronquio afecto se evidenció material purulento y fétido (Figura 2) y se encontró un pequeño fragmento de hueso que obstruía el bronquio (Figura 2b). El paciente evolucionó favorablemente en sala, por lo que se decidió su egreso hospitalario a los 10 días y seguimiento en consulta.

DISCUSIÓN

Los resultados del procedimiento realizado en la extracción de un CE en el pulmón concuerdan con los resultados expuestos en la literatura, donde se plantea que, cuanto mayor tiempo transcurra entre la aspiración de un CE y su estudio, el diagnóstico resulta más difícil.(4)

En un estudio multicéntrico realizado en 2022 donde se analizaron 138 casos de CE en la vía aérea en adultos, se encontró que la causa más frecuente fue la aspiración de dientes, huesos de pollo y semillas en mismo orden de frecuencia y que más del 97% de los casos fueron resueltos con fibroscopio flexible y dos con cirugía. El número total de casos desmiente la idea de que esta entidad es infrecuente en la edad adulta y pone de manifiesto el incremento de estos episodios a consecuencia de enfermedades cerebrovasculares y neurodegenerativas, entre otras.(5)

Existe un reporte de un caso de aspiración de una aguja (tachuela) en el que el paciente presentó hemoptisis ocho años después de la aspiración y también se le realizó cirugía.(6) Dada su alta sensibilidad y especificidad, la TAC puede ayudar al diagnóstico como sucedió en este caso.(4, 5) La radiografía es poco útil en los cuadros agudos.(7) La broncoscopía tiene alta tasa de éxito en la recuperación de un cuerpo extraño.(6) Un estudio en cerdos no evidenció diferencias histológicas producida entre CE orgánico e inorgánico.(8) Un reporte similar de neumonías recurrentes por CE el cual resolvió por broncoscopia al segundo intento resultó ser un hueso de pollo, con antecedentes de atragantamiento dos años atrás.(9) La insuficiencia respiratoria aguda requieren atención de urgencias en la unidad cuidados intensivos.(10)

CONCLUSIONES

La aspiración de cuerpo extraño en adultos no es infrecuente, aunque su incidencia es menor que en la edad infantil. Sin embargo, es una entidad que aparenta ir en aumento, sobre todo en aquellos pacientes que presentan enfermedades neurológicas, cardiovasculares o neurodegenerativas. El antecedente de atragantamiento orienta la sospecha que se confirma con estudios de imagen como tomografía. Lo ideal es realizar fibrobroncoscopía flexible, que puede ser diagnóstica y terapéutica.

CONFLICTO DE INTERESES

Los autores declaran que no existen conflictos de interés.

FINANCIACIÓN

No existe financiación externa, salvo la aportada por los recursos hospitalarios en la atención a los pacientes.

FIGURAS

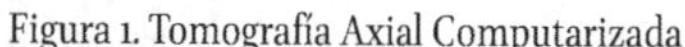

Figura 1. Tomografía Axial Computarizada

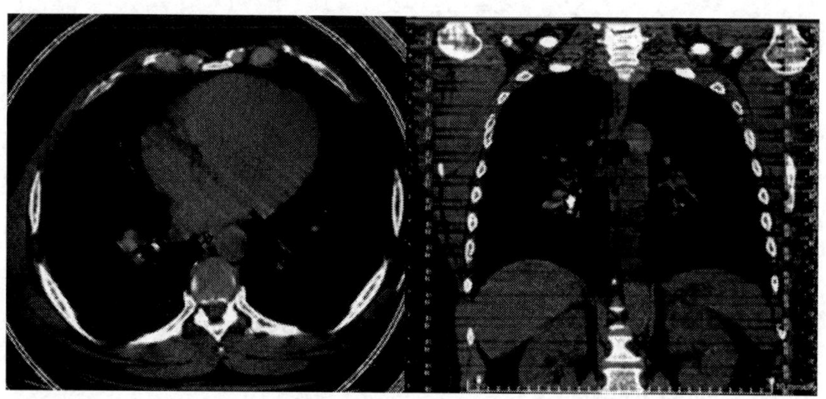

Figura 2. Cuerpo extraño en bronquio de lóbulo inferior derecho

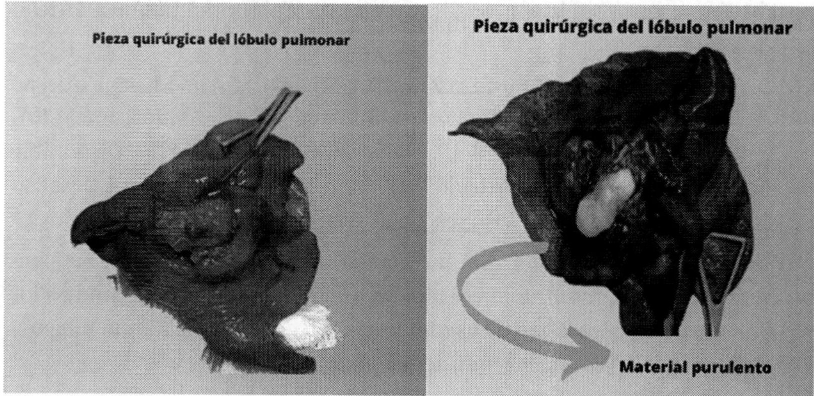

Figura 2b. Fragmento de hueso extraído del bronquio

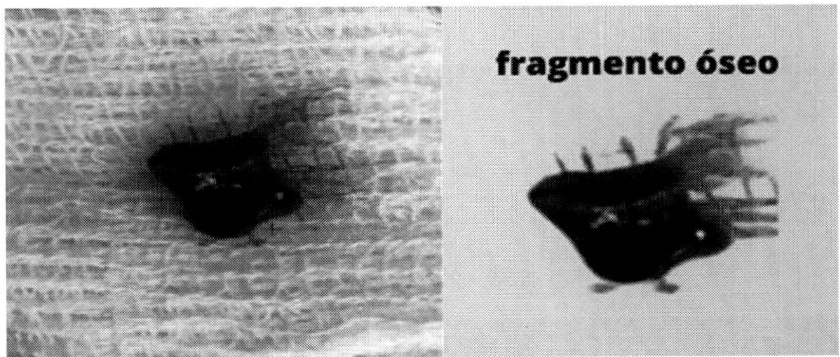

REFERENCIAS BIBLIOGRÁFICAS

1. Yanowsky-Reyes G, Aguirre JO, Rodríguez F, Trujillo PS, Orozco PJ, Gutiérrez PA, et al. Cuerpos extraños en vías aéreas. Archivos de Medicina. 2013; 9(2). Disponible en: https://dialnet.unirioja.es/servlet/articulo?codigo=4320537
2. Mendoza DLV et al. Broncoaspiración de cuerpo extraño. Rev Cubana Med Gener Integr. 2016; 32(4). Disponible en: http://www.revmgi.sld.cu/index.php/mgi/article/view/235
3. González YZ, Hidalgo Ramos MC, Espinosa YG. Cuerpo extraño bronquial. A propósito de un caso. Opuntia Brava. 2022; 12(4):149-56. Disponible en: https://opuntiabrava.ult.edu.cu/index.php/opuntiabrava/article/view/1128
4. Cuper L S, Aquino A Á, Cardozo R, Sussin, MDL M, Sussini M, et al. Cuerpo extraño crónico en la vía aérea: ¿es posible su resolución endoscópica? RAMR - Revista Americana de Medicina Respiratoria. 2020; 20(4). Disponible en: http://www.ramr.org/articulos/volumen_20_numero_4/casuisticas/casuistica_cuerpo_extrano_cronico_en_la_via_aerea_es_posible_su_reso
5. Jang G, Song JW, Kim HJ, Eun Jin K, Jang GJ, Seung-Ick, Cha SI. Foreign-body aspiration into the lower airways in adults; multicenter study. Plos One. 2022; 17(7):e0269493. Disponible en: https://www.ncbi.nlm.nih.gov/pmc/articles/PMC9258814/pdf/pone.0269493.pdf

6. Herrmann D, Volmerig J, Wolf R, Neuhaus G, Schwamborn M, Ewig S, Hecker E. Lobectomy of right lower lobe eight years after foreign body aspiration. Pneumologie. 2019; 73(4):240-3. Disponible en: https://europepmc.org/article/med/30763953
7. Tuñón AL. Ingesta-aspiración de cuerpo extraño. Protoc diagn ter pediatr. 2020; 1:339-55. Disponible en: https://www.aeped.es/sites/default/files/documentos/26_ingesta_cuerpo_extrano.pdf
8. Hughes CK, Christensen CL, Maturo SC, O'Connor PR, Dion GR. Organic vs. inorganic tracheobronchial airway foreign body aspiration: does type/duration matter? Laryngoscope. 2021; 131(3):490-495. Disponible en: https://onlinelibrary.wiley.com/doi/abs/10.1002/lary.29006
9. Rodríguez Hidalgo LA, Concepción-Urteaga LA, Hilario-Vargas J, Cornejo-Portella JL, Ruiz-Caballero DC, Rojas-Vergara DL. Case report of recurring pneumonia due to unusual foreign body aspiration in the airway. Medwave. 2021; 21(2):e8136. Disponible en: http://viejo.medwave.cl/link.cgi/English/Original/CaseReport/8137.act?ver=sindisen10.10.10.
10. Bajaj D, Sachdeva A, Deepak D. Foreign body aspiration. J Thorac Dis. 2021; 13(8):5159-5175. Disponible en: https://www.ncbi.nlm.nih.gov/pmc/articles/PMC8411180/

Síndrome de Wünderlich secundário a carcinoma renal de células cromófobas

Wünderlich syndrome secondary to renal chromophobe cell carcinoma

Iván Alexander Araque[1]
Josué Vázquez Arizmendi[2]
Hospital Docente Clínico Quirúrgico Hermanos Ameijeiras, La Habana, Cuba
Autor para la correspondencia: dr.josueva@gmail.com

Resumen: Introducción: El Síndrome de Wünderlich es una hemorragia renal aguda no traumática e infrecuente su principal causa es el angiomiolipoma y se caracteriza por la triada de Lenk: dolor en flancos, masa palpable y *shock* hipovolémico. Objetivo: Presentar un caso de síndrome de Wünderlich tratado con técnicas radiológicas intervencionistas y con resultados histológicos raros. Caso clínico: Paciente femenina de 28 años atendida de urgencias por un cuadro clínico de dolor de tres meses de evolución que presentó *shock* hipovolémico y por tomografía hematoma renal derecho; el tratamiento inicial fue radiológico intervencionista y culminó a los tres días con nefrectomía; el resultado histológico fue un tumor de células cromófobas. Conclusión: El síndrome de Wünderlich es infrecuente y el carcinoma de células cromófobas representa solo el 5% de los tumores renales El diagnóstico es clínico e imagenológico. El tratamiento de elección es radiológico intervencionista.

Palabras clave: Carcinoma, choque, adenocarcinoma, carcinoma de células renales

Abstract: Introduction: Wünderlich syndrome is a non-traumatic and infrequent acute renal hemorrhage; its main cause is angiomyolipoma and it is characterized by Lenk's triad: flank pain, palpable mass and hypovolemic shock. Diagnosis is clinical and imaging with tomography, the treatment of choice is interventional radiology. Objective: to present a case treated in the emergency room due to Wünderlich syndrome with interventional radiological techniques and rare his-

1. https://orcid.org/0000-0002-3658-5413
2. https://orcid.org/0000-0002-3310-9075

tological results. Clinical case: A 28-year-old female patient with 3 months of pain presented hypovolemic shock and right renal hematoma by tomography, the initial treatment was interventional radiology that culminated after 3 days with nephrectomy, it turned out to be a chromophobe cell tumor. Conclusion: Wünderlich syndrome is infrequent, the most common cause is adenocarcinoma that has a classic Lenk triad, clinical diagnosis and imaging and the initial treatment is interventional radiological.

Keywords: Carcinoma, shock, adenocarcinoma, carcinoma renal cell

INTRODUCCIÓN

El síndrome de Wünderlich es una hemorragia renal no traumática[1] originada por múltiples causas que se caracteriza por presentar la «triada de Lenk»: aparición brusca de dolor en flancos, tumor palpable y clínica de choque hipovolémico.[1, 2] Fue descrito por primera vez por Bonet en el año 1700. En 1856, Wünderlich realizó una descripción clínica y lo denominó apoplejía espontanea de la capsula renal.[2] Más del 50% de los casos son neoplasias, y predomina el angiomiolipoma[2] Las enfermedades sistémicas, rotura quística renal, discrasias sanguíneas son causas infrecuentes.[2] En 1985, Thoenes describió la rara variante del carcinoma renal de células cromófobas, que representa el 5% de los tumores renales.[3] El estudio por tomografía se considera el estándar de oro para el diagnóstico; la angiografía es diagnóstica y terapéutica mediante embolización selectiva.[4]

CASO CLÍNICO

Paciente femenina de 28 años sin antecedentes personales patológicos. Cuadro clínico de 3 meses de evolución caracterizado por hematuria intermitente, lumbalgia de leve a moderada intensidad que cedía con el reposo, se irradiaban a región abdominal, asociada a náusea y vómito. Remitida a oncología por presentar abdomen distendido y dolor superficial en epigastrio, masa en fosa iliaca derecha desde epigastrio hasta flanco derecho; por ultrasonido, imagen abdominal retroperitoneal compleja, valorada e ingresada de urgencias por urología.

En *shock* hipovolémico compensado. Por lo anterior y los hallazgos de imagen, se planteó un síndrome de Wünderlich, se realizó procedimiento radiológico intervencionista (angiotomografia) (Figura 1) y embolectomía arterial transcatéter sin complicación en el procedimiento. Se recuperó en terapia egreso al 2.º día y al 3.º se realizó nefrectomía por lumbotomía con evacuación del hematoma sin complicación quirúrgica. Se le dio el alta médica al 7.° día. Fue reevaluada el 14.º día, mejor clínica y leve hipersensibilidad en hipocondrio y flanco derecho; se indicó radiografía: presentaba derrame pleural mínimo y un ultrasonido normal. Continuó en vigilancia médica.

Analítica sanguínea al ingreso: leucocitos: 7900 pmn: 76,6% lin:17,2%; hemoglobina: 6,7 mg/dl Hct: 22%; plaquetas: 411.000; creatinina: 41,3 ast: 82,6, U/L, alt: 56,5 U/L, FAL: 216U/L; proteínas totales: 66,0 g/l; albúmina: 34 g/l; bilirrubina total: 8,6 mmol/l; colesterol: 2,68 mmol/l glicemia: 4,15 mmol/l

Analítica sanguínea a las 48 horas: leucocitos: 5200 pmn: 55,5% lin: 37,5%; hemoglobina: 10,6 mg/dl Hct: 0.32%; plaquetas: 245.000; Creatinina: 76,2 ast: 19,7 U/L, FAL: 101 U/L; proteínas totales: 86,0 g/l; albúmina: 46 g/l, glicemia: 5,28mmol/l

Radiografía tórax:

Estudio tomográfico: derrame pleural derecho, proceso expansivo heterogéneo con áreas de mayor densidad en región renal derecha. Ruptura de capsula renal derecha en mitad superior de 13 x 12 cm en eje transverso y 14 cm en longitudinal, polo inferior engrosado con imagen sobre estructuras vecinas (hematoma) (Figura 3).

Resultado de histopatológico: Nefrectomía total derecha con carcinoma cromófobo de polo superior y medio, tallo tumoral con necrosis en el 90% secundario a embolización terapéutica; no existe invasión linfovascular. Bordes quirúrgicos hiliar y radial libres de tumor. RCC +, AMACR -, CK7+, CK20-, CD117+, CD10-, HMD45-, CD65 -.

DISCUSIÓN

Los procesos neoplásicos son la principal causa del síndrome de Wünderlich en más de la mitad de los casos, y el angiomiolipoma es la etiología más común[1, 4, 5]. Esta entidad es más frecuente en el sexo femenino y aparece entre los 50-60 años.[6] El carcinoma renal representa el 7% de estos casos y afecta más a los hombres.[6] En general, el tipo histológico de células cromófobas representa el 5% de todos los carcinomas renales, tiene mayor prevalencia en mujeres jóvenes y se origina de las células intercaladas del conducto colector.[7] En el mundo se han reportado cerca de 300 casos del síndrome de Wünderlich. En México se reportaron casos en los años 2005, 2022 y 2021.[1, 2] En cuba se publicaron dos casos por adenocarcinoma renal en 2000[8] y otro en 2017.[9] No encontramos información internacional que reporte el síndrome de Wünderlich asociado a carcinoma de células cromófobas.

La hemorragia renal aguda y espontánea pone en riesgo la vida del paciente. Por ende, requiere un diagnóstico oportuno y atención expedita.[5] La valoración clínica inicial es la principal herramienta. También existe la triada de Lenk: masa palpable, dolor en flancos y datos de *shock* hipovolémico y orienta a pensar en este síndrome.[10] El medio de imagen diagnóstica de elección es la tomografía contrastada, que evalúa la posible etiología, el tamaño y extensión de la hemorragia; resulta imperativa en la conducta terapéutica[11] y es individualizada según la causa y la condición del paciente.[11, 12] La atención principal consiste en la reanimación hídrica y hemoderivados.[13] El procedimiento radiológico intervencionista de urgencia es la primera opción en pacientes con estabilidad hemodinámica, mientras que la nefrectomía estará indicada en el paciente inestable.[4, 13, 14] En general, la nefrectomía parcial o total es la terapéutica de elección en estadios iniciales del carcinoma de células cromófobas acompañado de linfadenectomía; otras opciones terapéuticas en lesiones < 3 cm son la ablación mediante radiofrecuencia, microonda o criocirugía. En la etapa avanzada, la nefrectomía reductora con la terapia sistémica es otra alternativa.[7]

CONCLUSIÓN

El diagnostico oportuno y la atención urgente son esenciales para preservar la vida del paciente. El conocimiento de este síndrome puede marcar la diferencia en la correcta atención médica. Es importante identificar la causa que orienta la conducta terapéutica; sin embargo, siempre hay excepciones que deben ser tomadas en consideración, sobre todo para ulteriores tratamientos como en las neoplasias malignas. Debido a la infrecuencia de este síndrome y a la presencia de una histología rara, decidimos compartir este caso con la comunidad científica.

AGRADECIMIENTO

Dr. Eibis Matos Lobaina, jefe del servicio y profesor de urología, por su profesionalismo, resolución y gestión en el servicio.

Dr. Boris Luis Torres Cuevas, radiólogo intervencionista, por su correcta y exitosa intervención en el caso.

CONFLICTO DE INTERESES

Los autores declaran no tener conflicto de intereses.

FINANCIACIÓN

No existe financiación externa, salvo la aportada por los recursos hospitalarios en la atención a los pacientes.

FIGURAS

Figura 1. Angiotomografía

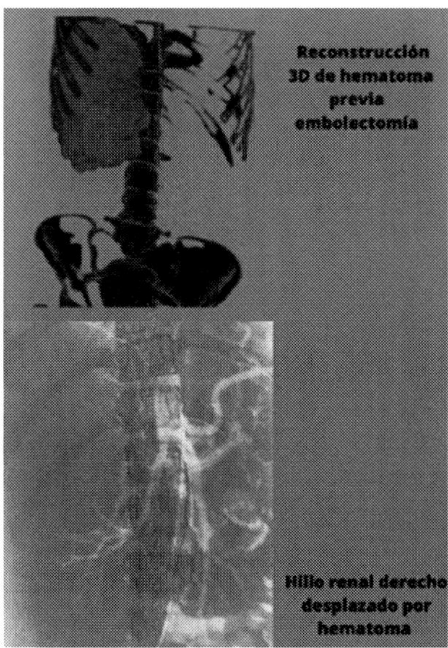

Figura 2. Derrame pleural derecho

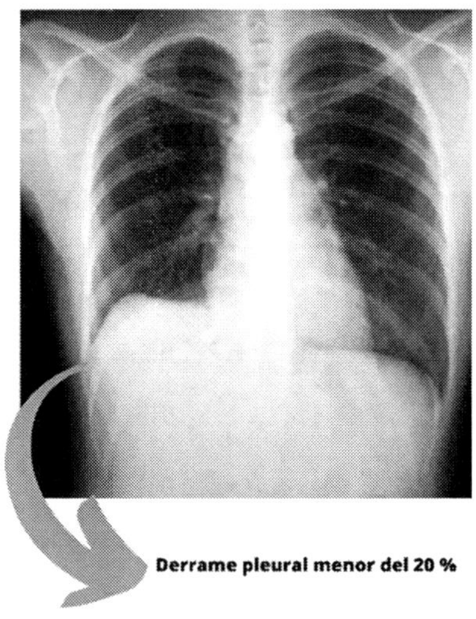

Figura 3. Pieza Quirúrgica

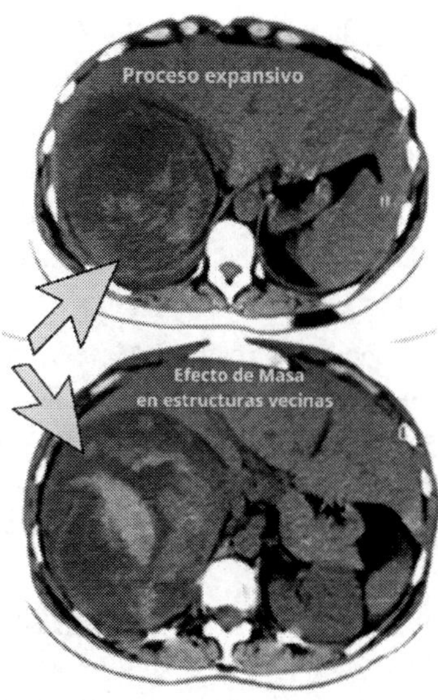

Figura 4

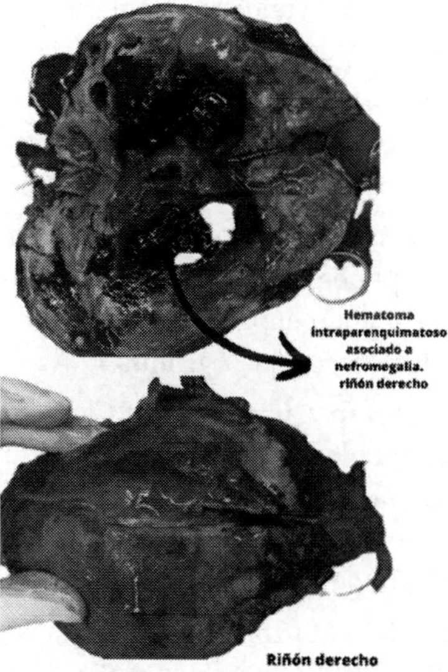

REFERENCIAS BIBLIOGRÁFICAS

1. Segura Gortárez A, Barreda Pesqueira A. Síndrome de Wünderlich (hemorragia renal espontánea). Reporte de un caso. Rev Fac Med Univ Nac Auton Mex. 2021 [Consultado 13/06/2023]; 64(6):26-31. Disponible en: https://www.medigraphic.com/pdfs/facmed/un-2021/un216c.pdf
2. Escuadra Gallegos J, Hernández Remess H, Heredia Torres B, Hernández Quiroz J. Síndrome de Wünderlich. Med Int Méx. 2020; 36(5):735-9. Disponible en: https://doi: 10.24245/mim.v36i5.4010
3. Fernández Pineda I, Cabello Laureano R, Maraví Petri A, Carranza Carranza A, Congregado Córdoba J, De Agustín Asensio JC. Carcinoma renal de células cromófobas, una entidad excepcional en la infancia: caso clínico. Actas Urol Esp [Internet]. 2008 [Consultado 13/06/2023]; 32(6):662-5. Disponible en: http://scielo.isciii.es/scielo.php?script=sci_arttext&pid=S0210-48062008000600017&lng=es
4. Bhatty T, Zia A, Khan I, Nawaz G. Wunderlich syndrome with spontaneous renal hemorrhage into renal angiomyolipoma. Urol Ann. [Internet]. 2020 [Consultado 13/06/2023]; 12(4):392-3. Disponible en: https://journals.lww.com/urol/Fulltext/2020/12040/Wunderlich_syndrome_with_spontaneous_renal.18.aspx
5. Chamarthi G, Koratala A. Wunderlich syndrome. Clin Case Rep. 2018; 6:1901-2. Disponible en: https://doi.org/10.1002/ccr3.1738
6. Wünderlich syndrome: a case report. An Sist Sanit de Navar. 2021; 44(2):311-3. Disponible en: https://scielo.isciii.es/scielo.php?script=sci_arttext&pid=S1137-66272021000200018
7. Garje R, Elhag D, Yasin HA, Acharya L, Vaena D, Dahmoush L. Comprehensive review of chromophobe renal cell carcinoma. Crit Rev Oncol Hematol. 2021; 160:103287. Disponible en: https://www.sciencedirect.com/science/article/pii/S1040842821000755?via%3Dihub
8. Pinilla Rafael, López Sarah, Quintana Juan Carlos, Al-Ezzi Al-Malahi Ahmed. Síndrome de Wünderlich: presentación de un caso y revisión de la bibliografía. Rdo. colombo. cir. 2009 [citado el 15 de agosto de 2023]; 24(1):56-61. Disponible en: http://www.scielo.org.co/scielo.php?script=sci_arttext&pid=S2011-75822009000100007&lng=en.
9. Pastoriza RR, Gómez JLA, Martínez GRC. Rotura espontánea renal o Síndrome de Wünderlich. RCU. 2017 [citado el 16 de agosto de 2023]; 6(2):121-

6. Available from: https://revurologia.sld.cu/index.php/rcu/article/view/304/337

10. Chung R, Chawla A, Peh WC. Clinics in diagnostic imaging (178). Singapore Med J. 2017 [Consultado 13/06/2023]; 58(6):289-93. Disponible en: https://www.ncbi.nlm.nih.gov/pmc/articles/PMC5474523/
11. Ho TH, Yang FC, Cheng KC, Lin CC, Lee JT. Wünderlich syndrome, spontaneous ruptured renal angiomyolipoma and tuberous sclerosis. QJM. 2019; 112(4):283-4. Disponible en: 10.1093/qjmed/hcz004
12. Parmar, N et al. Wünderlich Syndrome: Wonder What It Is. Curr Probl Diagn Radiol. 2021 [Consultado 13/06/2023]; 51(2):270-81. Disponible en: https://www.sciencedirect.com/science/article/abs/pii/S0363018821000165?dgcid=rss_sd_all
13. Ramirez-Limon DA, Gonzaga-Carlos N, Angulo-Lozano JC, Miranda-Symes O, Virgen-Gutierrez F. Wünderlich Syndrome Associated With Angiomyolipomas. Cureus. 2022 [Consultado 13/06/2023]; 14(4):e23861. Disponible en: https://www.ncbi.nlm.nih.gov/pmc/articles/PMC9072293/
14. Martínez López HI. Síndrome de Wunderlich en una paciente con esclerosis tuberosa de Bourneville. Tratamiento conservador. Rev Mex Urol. 2018 [Consultado 13/06/2023]; 78(4). Disponible en: https://revistamexicanadeurologia.org.mx/index.php/rmu/article/view/93/1050